Störungen systemisch behandeln

CARL-AUER

Die Reihe »Störungen systemisch behandeln«

Ursprünglich ein querdenkendes Außenseiterkonzept, hat sich der systemische Ansatz heute in vielen Bereichen der Therapie und der Beratung theoretisch wie praktisch etabliert. Auch Vertreter anderer Schulen bereichert er mittlerweile in ihrer Arbeit. Die Etablierung eines Paradigmas birgt für dieses selbst aber auch Risiken, weil sie stets mit der Verfestigung von Denk- und Handlungsgewohnheiten einhergeht. Die Reihe *Störungen systemisch behandeln* stellt sich vor diesem Hintergrund zwei Herausforderungen: Nichtsystemischen Behandlern und Vertretern anderer Therapierichtungen soll sie komprimiert und praxisorientiert vorstellen, was die systemische Welt im Hinblick auf bestimmte Störungsbilder zu bieten hat. Innerhalb der Systemtherapie steht sie für eine neue Phase im Umgang mit dem Konzept von »Störung« und »Krankheit«.

Historisch gesehen war einer ersten Phase mit erfolgreichen Konzepten zu Krankheitsbildern wie Schizophrenie, Essstörungen, psychosomatischen Krankheiten und affektiven Störungen eine zweite Phase gefolgt, die geprägt war von einem gezielten Verzicht oder einer definitiven Ablehnung aller Formen störungsspezifischer Codierungen. In jüngerer Zeit wenden sich manche Vertreter der systemischen Welt wieder störungsspezifischen Konzepten und Fragen zu – und werden von anderen dafür deutlich attackiert. Diese neue Welle ist bedingt durch die Anerkennung der Systemtherapie als wissenschaftliches Heilverfahren, durch den Antrag auf deren sozialrechtliche Anerkennung und nicht zuletzt dadurch, dass viele im klinischen Sektor systemisch arbeitende Kollegen täglich gezwungen sind, sich zu störungsspezifischen Konzepten zu positionieren.

Die systemische Welt hat hierzu einiges anzubieten. Die Reihe *Störungen systemisch behandeln* will zeigen, dass und wie die Systemtheorie mit traditionellen diagnostischen Kategorien bezeichnete Phänomene ebenso gut und oft besser beschreiben, erklären und mit hoher praktischer Effizienz behandeln kann. Sie verfolgt dabei zwei Ziele: Zum einen soll systemisch arbeitenden Kollegen das große Spektrum theoretisch fundierter und praktikabler systemischer Lösungen für einzelne Störungen zugänglich gemacht werden – ohne das Risiko, die eigene systemische Identität zu verlieren, im besten Fall sogar mit dem Ergebnis einer gestärkten systemischen Identität. Gleichzeitig soll nicht-systemischen Behandlern und Vertretern anderer Schulen das umfangreiche systemische Material an Erklärungen, Behandlungskonzepten und praktischen Tools zu verschiedenen Störungsbildern auf kompakte und nachvollziehbare Weise vermittelt werden.

Verlag, Herausgeber und Autoren bemühen sich, einerseits eine für alle Bände gleiche Gliederung einzuhalten und andererseits kreativen systemischen Köpfen die Freiheit des Gestaltens zu lassen.

An die Stelle der Abgrenzung und der Konkurrenz zwischen den verschiedenen Therapieschulen ist heute der Austausch zwischen ihnen getreten. Die Reihe »Störungen systemisch behandeln« versteht sich als ein Beitrag zu diesem Dialog.

Dr. Hans Lieb, Dr. Wilhelm Rotthaus

Elisabeth Wagner
Christoph Eckert
Katrin Hiesberger-Kamleitner

Borderline-Persönlichkeitsstörung

Störungen systemisch behandeln
Band 19

Herausgegeben von
Hans Lieb und Wilhelm Rotthaus

2023

Reihe »Störungen systemisch behandeln«, Band 19
hrsg. von Hans Lieb und Wilhelm Rotthaus
Reihengestaltung: Uwe Göbel
Umschlaggestaltung: B. Charlotte Ulrich
Redaktion: Veronika Licher
Satz: Heinrich Eiermann
Printed in Germany
Druck und Bindung: CPI books GmbH, Leck

MIX
Papier | Fördert gute Waldnutzung
FSC® C083411

CPI klimaneutral
Mehr Bäume. Weniger CO_2

Erste Auflage, 2023
ISBN 978-3-8497-0496-4 (Printausgabe)
ISBN 978-3-8497-8455-3 (ePUB)

Bibliografische Information der Deutschen Nationalbibliothek:
Die Deutsche Nationalbibliothek verzeichnet diese Publikation in der Deutschen Nationalbibliografie; detaillierte bibliografische Daten sind im Internet über http://dnb.d-nb.de abrufbar.

Informationen zu unserem gesamten Programm, unseren Autoren und zum Verlag finden Sie unter: https://www.carl-auer.de/.
Dort können Sie auch unseren Newsletter abonnieren.

Carl-Auer Verlag GmbH
Vangerowstraße 14 · 69115 Heidelberg
Tel. +49 6221 6438-0 · Fax +49 6221 6438-22
info@carl-auer.de

Inhalt

Vorwort **9**

1 Einleitung **12**

1.1 Zum Konzept Borderline-Persönlichkeitsstörung aus systemischer Perspektive . . . 12

1.2 Die Phänomenologie der Borderline-Störung . . . 15

1.3 Notwendige Anpassungen des psychotherapeutischen Vorgehens . . . 17

1.4 Von der Kybernetik zur Synergetik - Entwicklungen in der systemischen Metatheorie . . . 21

1.5 Utilisation systemischer Kernkompetenzen . . . 23

1.6 Störungswissen als Grundlage für (interdisziplinäre) Kooperation . . . 25

2 Die Borderline-Persönlichkeitsstörung: klinisches Erscheinungsbild **28**

2.1 Die emotional instabile Persönlichkeitsstörung in ICD-10 und DSM-5 . . . 28

2.2 Was wird sich im ICD-11 an der Diagnostik ändern? . . . 29

2.3 Das Borderline-Konzept im historischen Wandel . . . 33

2.4 Prävalenz und Verlauf . . . 35

2.5 Differenzialdiagnosen und Komorbidität . . . 37

2.6 Therapieempfehlungen inklusive Psychopharmakotherapie . . . 41

3 Erklärungsmodelle: Wie entsteht die Borderline-Persönlichkeitsstörung? **45**

3.1 Therapieschulenunabhängige klinische Erklärungsmodelle . . . 45

3.2 Das Erklärungsmodell der Dialektisch-Behavioralen Therapie . . 46

3.3 Ist die Borderline-Störung eine komplexe posttraumatische Belastungsstörung? . . . 47

3.4 Der systemische Blick auf die Borderline-Störung . . . 49

4 Störungsspezifische Therapieansätze **55**

4.1 Otto Kernbergs übertragungsfokussierte Therapie . . . 56

4.2 Peter Fonagy, J. G. Allen und das Konzept der Mentalisierung . . . 58

4.3 Die Dialektisch-Behaviorale Therapie nach Marsha Linehan ... 59
4.4 Schematherapie bzw. Schemamodustherapie ... 61
4.5 Strukturbezogene Psychotherapie nach Gerd Rudolf ... 64
4.6 Good Psychiatric Management (GPM) nach John Gunderson ... 67

5 Diagnostische Verfahren 72
5.1 Diagnostische Verfahren in der Logik von ICD-10 und DSM-5 ... 73
5.2 Psychodynamische Diagnosemodelle zur Beurteilung des Strukturniveaus ... 75
5.2.1 Operationalisierte Psychodynamische Diagnostik (OPD) ... 76
5.2.2 Selbsteinschätzung struktureller Kompetenzen (SSK) ... 79
5.2.3 Strukturiertes Interview zur Persönlichkeitsorganisation (STIPO) ... 79

6 Therapeutisches Vorgehen: die systemische Therapie der Borderline-Störung 82
6.1 Die störungsspezifische systemische Grundidee ... 82
6.2 Die Anfangsphase ... 84
6.2.1 Sammellinse statt Zerstreuungslinse: strukturelle Beeinträchtigungen wahrnehmbar machen und benennen ... 85
6.2.2 Expert:innenschaft in der Mustererkennung: das Erkennen struktureller Defizite ... 88
6.2.3 Konsensualisierung der »Störung« und Erarbeitung eines diesbezüglichen Therapieauftrages ... 91
6.2.4 Müssen Diagnosen explizit besprochen werden? ... 99
6.2.5 Organisatorische Rahmenbedingungen und Vereinbarungen für das Vorgehen im Krisenfall ... 100
6.3 Stabilisierung und Bearbeitungsphase ... 105
6.3.1 Förderung einer inneren Beobachterposition ... 105
6.3.2 Die Förderung von Selbstberuhigungsfähigkeiten durch Imagination und Achtsamkeitsübungen ... 106
6.3.3 Methoden zur Unterbrechung bei Dissoziation und Affektüberflutung ... 112
6.3.4 Lebensstilberatung und Unterstützung bei der Erreichung stabiler Lebensbedingungen sowie Psychoedukation ... 117

6.3.5 Teilearbeit bei Borderline-Störungen 120
6.3.6 Bearbeitung biografischer Erfahrung..................... 124
6.3.7 Umgang mit »Rückfällen« 127
6.4 Wie beendet man systemische Therapien bei Borderline-Störungen? 131
6.5 Die spezifischen Anforderungen an die therapeutische Beziehung 132
6.5.1 Gestaltung der therapeutischen Beziehung 132
6.5.2 Die therapeutische Haltung betreffend Selbstverletzungen.... 137

7 Anforderungen und Grenzen eines ambulanten Krisenmanagements 143
7.1 Umgang mit Suizidalität.................................. 143
7.2 Anforderungen an ambulantes Krisenmanagement 149
7.2.1 Aufbau von Kooperationsnetzwerken....................... 150
7.2.2 Schaffung einer Supervisionsstruktur 151
7.3 Grenzen der psychotherapeutischen Behandelbarkeit im niedergelassenen Bereich................................ 152

8 Spezialisierte stationäre Borderline-Behandlung und Gruppentherapie 159
8.1 Spezialisierte stationäre Behandlungsangebote............. 159
8.2 Systemische Gruppentherapie bei der Borderline-Störung 162
8.2.1 Lösungsorientierte Gruppentherapie auf einer Station für Patient:innen mit strukturellen Störungen................ 164

9 Paar- und Familientherapie 169
9.1 Familientherapie und Angehörigenarbeit................... 170
9.2 Paartherapie bei Vorliegen einer Borderline-Störung......... 173

10 Der systemische Beitrag im schulenübergreifenden Diskurs 181
10.1 Lösungsorientierung...................................... 181
10.2 Ausnahmen fokussieren 183
10.3 Ressourcenaktivierung 184
10.4 Skalierung.. 186
10.5 Zirkularität 187

10.6 Hausaufgaben 188
10.7 Paradoxe Interventionen 189
10.8 Arbeit mit Metaphern 190

11 Ein exemplarischer Fallverlauf 192

Literatur 198

Über die Autor:innen 206

Vorwort

Als Hans Lieb als Herausgeber der Reihe »Störungen systemisch behandeln« 2019 bei Elisabeth Wagner anfragte, ob sie sich nach dem Band zu Persönlichkeitsstörungen (Wagner, Henz u. Kilian 2016) auch einen zur Borderline-Störung vorstellen könne, schien der Zeitpunkt aus mehreren Gründen nicht passend: Das Erscheinen des ersten Buches lag damals noch nicht lange zurück, Katharina Henz und Heiko Kilian standen als Co-Autor:innen nicht mehr zur Verfügung und das ICD-11, von dem eine grundlegende Neuordnung des Bereichs Persönlichkeitsstörungen erwartet werden konnte, war noch nicht erschienen. Drei Jahre später stellte sich die Situation anders dar: Von einer speziell auf die Borderline-Persönlichkeitsstörung ausgerichteten Forschungsfachgesellschaft mit jährlichen Kongressen und einem störungsspezifischen Journal wurde immer mehr anregende Fachliteratur publiziert. Das ICD-11 mit der grundlegenden Neuordnung der Diagnostik von Persönlichkeitsstörungen war mittlerweile erschienen, und aufgrund der Spezifität dieser »besonderen« Persönlichkeitsstörung ist die »Borderline-Störung« als einzige typologisch definierte Persönlichkeitsstörung darin erhalten geblieben. Auch die Systemische Therapie hatte sich inzwischen weiterentwickelt: Mit der Anerkennung als Richtlinienverfahren ist eine weitere Annäherung an das Gesundheitssystem einhergegangen. Störungsspezifisches Wissen und Können ist nun nicht mehr ein mit Argwohn beäugtes Randgebiet, sondern ein legitimer und notwendiger Bestandteil systemischer Ausbildungen.

Zudem fanden sich mit Christoph Eckert und Katrin Hiesberger-Kamleitner zwei neue Co-Autor:innen, die sich sehr über die Gelegenheit freuten, ihre Erfahrungen und systemischen Ideen im Rahmen eines Fachbuches einbringen zu können.

Elisabeth Wagner, Fachärztin für Psychiatrie und Psychotherapeutische Medizin und Lehrtherapeutin für Systemische Familientherapie, beschäftigt sich seit vielen Jahren als Autorin und in der Ausbildung damit, wie sich Systemische Therapie in klinischen Kontexten realisieren lässt und welche Konzeptualisierung intrapsychischer Prozesse dafür hilfreich ist. Sie ist daher vor allem für die theoretischen Teile des vorliegenden Buches und die Darstellung des störungsspezifischen Vorgehens, aber auch für einige der Fallbeispiele verantwortlich.

Christoph Eckert, ebenfalls Facharzt für Psychiatrie und Psychotherapeutische Medizin, hat eine systemische Ausbildung an der Akademie für Psychotherapeutische Medizin absolviert. Sowohl in seiner Tätigkeit in der psychiatrischen Rehabilitation wie auch bei seiner Lehrtätigkeit für unterschiedliche therapeutische Ausbildungsinstitutionen widmet er sich vor allem der Frage, wie die Perspektiven und Methoden der Systemischen Therapie mit jener der Psychiatrie gewinnbringend in Einklang gebracht werden können. In das vorliegende Buch brachte er insofern die psychiatrischen und methodenunabhängigen Aspekte der Borderline-Behandlung und deren Integration in die systemische Praxis ein.

Katrin Hiesberger-Kamleitner ist systemische Psychotherapeutin und Kinder- und Jugendlichenpsychotherapeutin. Sie arbeitet in freier Praxis und auf einer spezialisierten Psychotherapiestation für Menschen mit strukturellen Störungen. Sie bereicherte das vorliegende Buch durch zahlreiche Fallbeispiele aus ihrer psychotherapeutischen Tätigkeit und ihren Erfahrungen mit systemischer Therapie im stationären und gruppentherapeutischen Setting. Ihr Fokus liegt vor allem darin, die Nützlichkeit von Fall- und Wirkverständnis im praktischen systemischen Tun zu realisieren.

Das Ergebnis dieser Kooperation ist ein Buch, das nicht als Ergänzung zum Band *Persönlichkeitsstörungen*, sondern als eigenständiger Beitrag zur »Borderline-Störung« im Rahmen der Reihe »Störungen systemisch behandeln« zu verstehen ist. Gewisse Überlappungen ergaben sich aufgrund der Thematik natürlich zwangsläufig und wurden auch seitens des Verlages goutiert. Wer also erst kürzlich das Persönlichkeitsstörungsbuch gelesen hat, wird einzelne Passagen und vor allem die »störungsspezifische Grundidee« wiedererkennen. Dennoch kann er von allen borderlinespezifischen Ausführungen profitieren. Wer den Band *Persönlichkeitsstörungen* noch nicht gelesen hat, kann andererseits ganz beruhigt sein: Die Logik ist keine aufbauende, sodass interessierte Lesende alles für eine systemische Therapie der Borderline-Störung Relevante im vorliegenden Band finden werden.

Unser Anspruch war es jedenfalls, einen guten Überblick über das in der klinischen Fachliteratur gesammelte Behandlungswissen für systemische Therapeut:innen aufzuarbeiten und ein systemtheoretisch fundiertes Behandlungsverständnis der Borderline-Störung vorzustellen. Mögen die Leser:innen und ihre Klient:innen ihren Nutzen daraus ziehen.

Elisabeth Wagner, Christoph Eckert,
Katrin Hiesberger-Kamleitner
Wien, im April 2023

1 Einleitung

1.1 Zum Konzept Borderline-Persönlichkeitsstörung aus systemischer Perspektive

Die Systemische Therapie positioniert sich traditionell kritisch gegenüber Konzepten von psychischer Krankheit oder Störung als vermeintlicher Ursache für (zwischen)menschliche Probleme. Sowohl aus interaktioneller wie auch aus konstruktivistischer und lösungsorientierter Perspektive liegt es nahe, die Idee der »intrapsychischen Störung« zu dekonstruieren, und den Fokus auf die gewünschte Veränderung zu richten. Die Diagnose einer psychischen Störung wird vor diesem Hintergrund eher als Teil des Problems und nicht als Teil einer Lösung betrachtet und es wird argumentiert, dass eine systemische Therapie gut oder sogar besser ohne die Verwendung von Diagnosen bzw. Krankheitsbegriffen auskommt.

Wie die Buchreihe »Störungen systemisch behandeln« zeigt, hat sich diese strikte Ablehnung psychiatrischer Diagnosen in den letzten Jahren relativiert. Systemiker:innen nutzen zunehmend störungsspezifisches Wissen, um ihre therapeutischen Hypothesen und Handlungsweisen anzureichern, und bedienen sich entsprechender Begrifflichkeiten, um in multiprofessionellen Teams und mit Klient:innen, die an diese Diagnosen gewöhnt sind, zu kooperieren. Der Anspruch dieser Buchreihe besteht nun darin, unter Wahrung einer angemessenen konstruktivistisch-erkenntniskritischen Haltung störungsspezifisches Wissen für systemische Therapeut:innen so aufzubereiten, dass die grundlegende systemische Haltung und die bewährten Prinzipien systemisch-therapeutischen Handelns nicht verleugnet werden müssen.

Allerdings gelingt diese Annäherung für manche Störungen leichter als für andere und es ist keineswegs verwunderlich, dass die diagnostische Kategorie der Persönlichkeitsstörungen nicht nur wegen der damit verbundenen Stigmatisierung in der systemischen Fachliteratur besonders kritisch hinterfragt wird. Was genau meint die psychiatrische Diagnose einer Persönlichkeitsstörung? Laut ICD und DSM werden »tief verwurzelte und anhaltende Fühl-, Denk- und Verhaltensschemata« beschrieben, die »in vielen Situationen eindeutig unpassend sind und zu Problemen in der Interaktion mit anderen Menschen führen«. Konstitutiv für die Diagnose einer Persönlichkeitsstörung ist damit die »Dekontextualisierung«, also die Zuschreibung interaktioneller Schwierigkeiten auf eine Person. Für die systemische Therapie ist genau die entgegengesetzte Denkrichtung typisch: Wir kontextualisieren Probleme, Symptome und Störungen und gehen davon aus, dass jedes Erleben und Verhalten sinnvoll ist, wenn man seinen sozialen Kontext kennt. Matthias Varga von Kibéd (2005, S. 229) hat den Verzicht auf Eigenschaftszuschreibungen sogar zum wichtigsten Bestimmungsstück systemischen Denkens gemacht, wenn er in seinem »systemischen Komparativ« feststellt:

> »Eine Erklärung (Theorie, Vorgehensweise, Hypothese, Denkweise, Intervention …) A ist systemischer als eine Erklärung (Theorie, …) B per definitionem genau dann, wenn A in höherem Maße erlaubt, von der Zuschreibung von Eigenschaften an Systemelemente abzusehen (zugunsten der Betrachtung von Relationen, Strukturen, Kontexten, Dynamiken und Choreographien).«

Damit wird ein zentraler Fokus auf die interaktionelle Perspektive von Problemen gelegt: Statt den individuellen Beitrag zu einem zwischenmenschlichen Problem einer Person als Persönlichkeitsstörung zuzuschreiben (Individualisierung), werden in der systemischen Therapie zirkuläre Zusammenhänge fokussiert und Symptome als »Gemeinschaftsleistung« verstanden (Kontextualisierung).

Ein weiteres wichtiges Merkmal systemischen Denkens ist die Überzeugung, dass Veränderung konstitutiv für lebende Systeme ist. Persönlichkeiten werden somit nicht als etwas Konstantes konzipiert, weshalb Kurt Ludewig[1] feststellt, dass »jede noch so überzeugende ›Selbsterkenntnis‹ nicht viel mehr als eine aktuelle Moment-

1 Mündliche Mitteilung 1999.

aufnahme beinhaltet, also eine Variable und keine Feststellung zwingender Konstanzen bzw. Muster«. Nicht nur Persönlichkeit und deren vermeintliche Defizite, sondern intrapsychische Störungsmuster im Allgemeinen werden dekonstruiert, wenn darauf verwiesen wird, dass Symptome, Probleme, Krankheiten keine Dinge sind, sondern »Prozesse, gebildet durch Handlungen und Kommunikationen verschiedener Personen« (vgl. v. Schlippe u. Schweitzer 2012).

Gängige Erklärungsmodelle von Persönlichkeitsstörungen hingegen verorten deren »Ursache« in weitgehend konstanten intrapsychischen Defiziten; im Falle der Borderline-Störung z. B. als Störung der Emotionsregulation, einer erhöhten interpersonellen Verletzlichkeit oder »strukturellen Defiziten«, also insuffizienten Ich-Funktionen. Hinzu kommt die Annahme, dass diese Defizite den betroffenen Personen selbst zunächst nicht bewusst sind oder sie zumindest nicht spontan in einen Zusammenhang mit den vordergründig berichteten Problemen und Änderungswünschen gestellt werden, sodass das systemische Gebot der Auftragsorientierung infrage gestellt würde.

In der Zusammenschau überrascht es daher wenig, dass das Konzept »Persönlichkeitsstörung« von systemischer Seite als »epistemologischer Kategorienfehler« (vgl. Lieb 2009, 2014a) bezeichnet wurde, womit auch nahegelegt wird, auf diese Diagnose ganz zu verzichten.

Bereits im Buch *Persönlichkeitsstörungen* aus dieser Buchreihe wurde gezeigt, dass trotz der in vielen Punkten sehr berechtigten konzeptionellen Kritik ein systemisches Verständnis dieser Diagnose gelingen kann und dabei unsere Handlungsmöglichkeiten als Therapeut:innen sowie unsere Nützlichkeit für bestimmte Klient:innen bedeutsam erweitert werden. In diesem Buch soll nun konkret auf die spezifisch mit der Borderline-Störung assoziierten Anforderungen auf handlungspraktischer, therapeutischer Ebene eingegangen und dargelegt werden, welche Grundprinzipien systemischen Handelns in welcher Therapiephase modifiziert werden müssen, in anderen aber gut genützt werden können. In Anlehnung an das Konzept der strukturellen Defizite wird ein Verstehenszusammenhang für die spezifischen psychischen Auffälligkeiten geboten, der nicht nur die Kooperation mit diesen Klient:innen erleichtert, sondern über die synergetische Perspektive auch theoretisch gut integrierbar ist.

1.2 Die Phänomenologie der Borderline-Störung

Auch wenn wir dem Störungs- und Krankheitsbegriff der Borderline-Störung (engl. *Borderline Personality Disorder,* BPS) kritisch gegenüberstehen, muss davon ausgegangen werden, dass diese Diagnose eine Beschreibung von spezifischen, häufig gemeinsam vorkommenden und klinisch relevanten Phänomenen darstellt. Aufgrund der damit verbundenen Anforderungen an die psychotherapeutische Behandlung kam es nicht nur zu einem erheblichen Forschungsinteresse, sondern auch zu ausdifferenzierten Behandlungskonzepten aus mehreren therapeutischen Schulen. Des Weiteren wurde eine speziell auf die BPS ausgerichtete Forschungsfachgesellschaft mit jährlichen Kongressen und einem störungsspezifischen Journal (erfreulicherweise als Open-Access-Journal *Borderline Personality Disorder and Emotion Dysregulation,* kurz: BPDED, allgemein und kostenfrei verfügbar) gegründet. Die Spezifität dieser »besonderen« Persönlichkeitsstörung führte auch dazu, dass die Borderline-Störung als einzige typologisch definierte Persönlichkeitsstörung im ICD-11 erhalten blieb (siehe auch Abschnitt 2.2).

Zwei kurze Fallbeschreibungen sollen uns an dieser Stelle auf typische Konstellationen, die im ICD-10 als emotional instabile Persönlichkeitsstörung (ICD-10 F 60.3) unterschieden werden, einstimmen:

Bei CHRISTIAN, 21 Jahre, kommt es seit der Adoleszenz zu häufigen Aggressionsdurchbrüchen. Seine Stimmung ist stark schwankend, die Grundstimmung häufig gereizt, bei kleinsten sozialen Auslösern zertrümmert er Dinge, wird auch gegenüber Menschen gewalttätig. Christian wurde von seinen Pflegeeltern in eine betreute Wohngemeinschaft gegeben, nachdem er einmal seinen jüngeren Bruder im Streit verletzt hatte. Zwar zeigte sich Christian nach dieser Eskalation glaubhaft schuldbewusst, doch die Impulsdurchbrüche bekam er weiterhin nicht in den Griff. Aus diesem Grund kam es auch zu mehreren Schulverweisen und dem Verlust von Lehrstellen. Eine Berufsausbildung ist ihm allerdings wichtig, da er nicht wie sein

Vater im Gefängnis enden wolle. Es wird eine emotional instabile Persönlichkeitsstörung, impulsiver Typ, diagnostiziert.

MARIE, 36 Jahre, tut sich mit nahen Beziehungen sehr schwer. Sie hatte noch nie eine längere Partnerschaft, auch die Freundschaften sind sehr instabil. Marie hat große Angst davor, verlassen zu werden. Die meisten erotischen Beziehungen – egal ob homo- oder heterosexuell – endeten nach Selbstverletzungen oder parasuizidalen Handlungen auf der Akutpsychiatrie. Darüber hinaus bestehen starke Stimmungsschwankungen und ein sehr auffälliges Essverhalten: Anorektische Phasen folgen auf Episoden ungezügelten Essens mit oder ohne Erbrechen. Aufgrund ihrer Intelligenz und ihrer Mehrsprachigkeit findet sie immer leicht Arbeit, ist dort aber schnell gelangweilt oder muss wegen wachsender Konflikte kündigen. Seit der Matura hatte sie 14 verschiedene Anstellungsverhältnisse – keines länger als sechs Monate. Es wird eine emotional instabile Persönlichkeitsstörung, Borderline-Typus, diagnostiziert.

Vermutlich werden die meisten Kolleg:innen, die in klinisch-psychiatrischen Kontexten arbeiten, solchen und ähnlichen Problemkonstellationen bereits begegnet sein und dabei schwierige und herausfordernde, vielleicht auch enttäuschende oder belastende Erfahrungen gemacht haben. Dies würde zumindest nicht verwundern, da bei einer geschätzten Prävalenz der Störung von 1 bis 3 % in der Gesamtbevölkerung in Deutschland der Anteil von Menschen, die die klinischen Kriterien für eine Borderline-Störung erfüllen, in der Population der psychiatrisch-psychotherapeutisch Behandelten auf bis zu 20 % ansteigt.

Die Beschwerden verursachen, wie in den Fallbeispielen beschrieben, einen hohen Leidensdruck nicht nur bei den Betroffenen, sondern aufgrund der häufigen und teils dramatischen Symptome auf Verhaltens- und Interaktionsebene auch bei Familienangehörigen und anderen Menschen im nahen Umfeld. Die Störung ist mit deutlichen Einschränkungen der beruflichen und sozialen Teilhabe verbunden und führt zu häufigen und langen stationären Aufenthalten. Hinzu kommt eine beträchtlich erhöhte Mortalität, die nicht nur durch hohe Suizidraten bedingt ist, sondern auf häufig parallel bestehende oder im Verlauf hinzukommende weitere Problembereiche (u. a. Süchte oder Essstörungen) zurückzuführen ist.

Die symptomorientierte Beschreibung von Personen mit einer Borderline-Störung scheint also jedenfalls auf eine Gruppe von Menschen zu verweisen, die häufig psychosoziale Hilfsangebote in Anspruch nehmen und die unter einer bedeutsamen Beeinträchtigung in ihrer psychosozialen Leistungsfähigkeit, insbesondere auf der Beziehungsebene, leiden. Während dies natürlich auch für andere psychiatrische Störungsbilder gilt, haben im Falle der BPS Studien und klinische Erfahrungen eindeutig gezeigt, dass die Betroffenen von klassischen psychiatrischen und/oder psychotherapeutischen Behandlungsangeboten deutlich weniger profitieren als Menschen, bei denen keine Persönlichkeitsstörung vorliegt. Dies ist u. a. darauf zurückzuführen, dass sich die interaktionellen Probleme der Betroffenen auch in der therapeutischen Beziehung realisieren und es daher zu vermehrten Therapieabbrüchen oder stagnierenden Therapieverläufen kommt. Hinzu kommt, dass akute Suizidalität, Aggressionsdurchbrüche, dissoziative Symptome oder schlicht das krisengeprägt-chaotische Alltagsleben der Klient:innen den formalen Rahmen von (ambulanten) therapeutischen Behandlungen sprengen können.

1.3 Notwendige Anpassungen des psychotherapeutischen Vorgehens

Um dieser besonderen Personengruppe, die unter einer ausgeprägten Emotionsregulationsstörung sowie problematischen Beziehungsmustern leidet und schlecht auf konventionelle Therapieangebote anspricht, besser helfen zu können, wurden seit den 1980er-Jahren von verschiedenen Therapiemethoden spezifische Behandlungsansätze entwickelt, z. B. die *Dialektisch-Behaviorale Therapie (DBT)* und die *Schematherapie* vonseiten der Verhaltenstherapie sowie die *übertragungsfokussierte Psychotherapie (engl.* transference-focused psychotherapy, *TFP)* nach Kernberg oder die *Mentalisierungsbasierte Therapie (MBT)* nach Fonagy unter den psychodynamischen Therapieansätzen. Die Adaptionen umfassen neben der Formulierung spezifischer ätiologisch-pathogenetischer Konzepte vor allem Anpassungen der therapeutischen Praxis:

Neben störungsspezifischen Interventionen geht es dabei um die Hierarchisierung von Therapiezielen, die Schaffung und Erhaltung von geeigneten therapeutischen Rahmenbedingungen trotz der erwartbaren Krisenhaftigkeit mit den damit verbundenen Herausforderungen in der therapeutischen Beziehungsgestaltung und die Verknüpfung von verschiedenen Behandlungsmodalitäten (Einzel- und Gruppentherapie). Da diese spezialisierten Behandlungskonzepte durchweg bessere Erfolge erzielen als die Routinebehandlung, werden sie in der aktuellen S3-Leitlinie der DGPPN (2022) als Methoden der ersten Wahl für die Behandlung von Borderline-Störungen empfohlen.

Wenn die Entwicklung störungsspezifischer Behandlungsansätze über sehr unterschiedliche Therapieverfahren hinweg zu einer höheren Wirksamkeit der Behandlung führt, stellt sich natürlich die Frage, ob dies nicht auch für die systemische Therapie zutreffen müsste. Oder sollte tatsächlich nur für diese »One size fits all« gelten? In der Praxis zeigt sich, dass auch systemisch arbeitende Kolleg:innen bei der Behandlung von Klient:innen mit einer Borderline-Störung mit ungewohnten Herausforderungen konfrontiert sind, was dann häufig zu einer Ausweitung des Methodenrepertoires und zu »Anleihen« aus spezialisierten Behandlungsansätzen führt. Wenn wir von der Notwendigkeit einer störungsspezifischen Modifikation systemischer Behandlungsprinzipien sprechen, meinen wir damit allerdings nicht die eklektische Entlehnung einzelner Therapieelemente oder Interventionen, sondern eine theoriegeleitete Reflexion und Erweiterung oder Modifikation klassischer systemischer Paradigmen, um dabei nicht die Kohärenz des systemischen Ansatzes und damit die inhärenten und spezifischen Stärken eines systemischen Vorgehens zu gefährden.

Welche systemischen Grundprinzipien sind es nun, die im Umgang mit Persönlichkeitsstörungen im Allgemeinen und der Borderline-Störung im Besonderen überdacht bzw. zumindest in der Anfangsphase der Behandlung modifiziert werden müssen? Folgende Grundprinzipien sollten aus unserer Sicht kritisch reflektiert werden:

- Kontextualisierung und interaktioneller Fokus statt »Individualisierung«
- Lösungs- und Ressourcenorientierung statt Defizitorientierung
- Unterschiedserzeugung und Fokussierung von Ausnahmen
- Unterstellung einer Funktion oder »guten Absicht« des Symptomverhaltens
- strikte Auftragsorientierung.

Wenn wir als systemische Therapeut:innen diese genannten Grundprinzipien realisieren, wenn wir kontextualisieren, Unterschiede einführen, nach Ausnahmen suchen und systemische Hypothesen über die Funktionalität des Problems anbieten, wenn wir Ressourcen fokussieren und uns strikt am Auftrag der Klient:innen orientieren, tragen wir dazu bei, dass die Zuschreibung negativer Eigenschaften auf Personen dekonstruiert wird. Diese Dekonstruktion ist üblicherweise sinnvoll und gewünscht: Es ist nicht nützlich und entwicklungsfördernd, wenn ein Kind von seinen Eltern als »aggressiv« beschrieben wird. Mit gutem Grund fragen wir dann nach Ausnahmen und Unterschieden, richten die Aufmerksamkeit auf die Beiträge anderer Interaktionspartner und überlegen uns, wofür die Wut gut sein könnte. Systemische Fragetechniken wirken wie eine Zerstreuungslinse – wir setzen sie absichtsvoll ein, um negative Eigenschaftszuschreibungen zu dekonstruieren. Sie machen allerdings auch wesentliche, mit Persönlichkeitsstörungen assoziierte Phänomene unsichtbar.

Dies ist im Kontext von Persönlichkeitsstörungen insofern problematisch, als aufgrund der sogenannten »Ich-Syntonie« von Erlebnisweisen sowie Interaktions- und Verhaltensmustern (diese werden als zur eigenen Person gehörig und damit als »normal« und nicht hinterfragbar wahrgenommen) bei den Betroffenen diesbezüglich in vielen Fällen kein Problembewusstsein besteht, sodass auch kein entsprechender Auftrag formuliert werden kann. Die Klientin mit einer Borderline-Störung mag ihre unglücklichen Beziehungserfahrungen beklagen oder unter ihren Spannungszuständen und anderen negativen Emotionen leiden, aber es fehlt eine Wahrnehmung für die dysfunktionalen psychischen Prozesse, die am wiederholten Zustandekommen dieser leidvollen Erfahrungen beteiligt sind. Diese sich in verschiedenen Lebenskontexten und Beziehungen realisierenden problematischen Erlebnisweisen und Verhaltensmuster werden häufig zugunsten von verzerrten und für konstruktive Veränderungen wenig hilfreichen Attribuierungen an andere Personen und/oder die Welt im Allgemeinen ausgeblendet.

Wollen wir diese ich-syntonen, aber dysfunktionalen Muster oder die Einschränkungen der strukturellen Fähigkeiten für eine therapeutische Bearbeitung »sichtbar« machen, erfordert dies ein spezielles therapeutisches Vorgehen. Um in der Metapher zu bleiben, brauchen wir dafür eine »Sammellinse«, um die sich wiederholenden Schwierigkeiten sichtbar zu machen, statt sie durch Fragen nach Ausnahmen und Unterschieden sowie durch Lösungs- und Ressourcenorientierung zu defokussieren. Auch die für viele systemische Therapeut:innen selbstverständliche Annahme einer Funktionalität des Symptoms ist gerade zu Beginn der Therapie und bei schwererer Symptomatik meist nicht hilfreich, weil sie die gemeinsame Entwicklung eines detaillierteren Verständnisses für die Prozesse, die an der Aufrechterhaltung der Beschwerden und Probleme beteiligt sind, eher behindert. Wir schlagen daher vor, die Emotionsregulationsstörung als ein basales Defizit zu verstehen, das zu weitreichenden psychischen und interaktionellen Problemen führt und daher im Fokus des therapeutischen Veränderungsprozesses stehen sollte (»dosierte Selbstbeauftragung«). Im Unterschied dazu kann den damit verbundenen symptomatischen Verhaltensweisen wie Selbstverletzungen, Aggressionsdurchbrüchen oder Suiziddrohungen ein gewisser adaptiver Wert zugesprochen werden – sie sind die zurzeit beste Lösung, solange eine andere Art der Spannungsbewältigung nicht zur Verfügung steht. Das gemeinsame therapeutische Ziel muss aber sein, »gesündere«, das heißt weniger selbst- und beziehungsschädigende Muster zu entwickeln. Dass die Symptome und deren Dynamik im Krankheitsverlauf auch eine gewisse Funktionalität im Kontext von Beziehungen entwickeln, ist selbstverständlich eine wertvolle Hypothese und Perspektive – sie sollte aus unserer Sicht aber nicht die erste und einzige sein.

Wie können wir uns aber als systemische Therapeut:innen stabile dysfunktionale Prozesse oder »strukturelle Defizite« vorstellen – immerhin sind intrapsychische Prozesse ja keine Objekte, die direkt der Beobachtung zugänglich sind? Es bedarf einer entsprechenden Theorie, einer Gegenstandsmodellierung des Psychischen, um diese wahrnehmbar und beschreibbar zu machen (»Man sieht nur, was man kennt«). Erstaunlich lange wurden in der systemischen Therapie allerdings keine Konzepte für intrapsychische Prozesse oder Störungen ausformuliert. Das psychische System wurde für eine Blackbox gehalten, über das keine sinnvollen Aussagen möglich sind. Sowohl der Konstruktivismus als auch die soziologische Systemtheorie sensu Luhmann trugen zu dieser Marginalisierung psychischer Prozesse in der systemischen Fachliteratur bei.

Obwohl Luc Ciompi (1997) schon in den 90er-Jahren mit seinem Entwurf einer fraktalen Affektlogik das Konzept der Fühl-Denk-Verhaltensprogramme (kurz: FDV-Programme) publiziert hat und dies punktuell auch aufgegriffen wurde (vgl. Levold 1997; Welter-Enderlin u. Hildenbrand 2015) fand eine differenzierte Auseinandersetzung mit intrapsychischen Prozessen auf einer breiteren Basis erst in den letzten zehn Jahren statt (z. B. Ludewig 2013, S. 38 ff.; Lieb 2014b, S. 43–96; Grossman 2014; Wagner u. Russinger 2016; Kriz 2017). In einer synergetischen Perspektive (vgl. Schiepek, Eckert u. Kravanja 2013; Grossmann 2014) werden nun intrapsychische Prozesse als affektiv-kognitive Prozesse, eine Abfolge von sich wiederholenden bzw. sich selbst organisierenden Operationen beschrieben. Dies entspricht auch dem heute verbreiteten Verständnis der Funktion neuronaler Netze. Die von Ciompi beschriebenen FDV-Programme weisen zudem eine weitgehende konzeptionelle Übereinstimmung mit dem Schemabegriff auf, was den schulenübergreifenden Austausch erleichtert.

1.4 Von der Kybernetik zur Synergetik – Entwicklungen in der systemischen Metatheorie

Der Vorteil einer synergetischen Perspektive besteht darin, in Übereinstimmung mit einer wichtigen Grundlagentheorie der systemischen Therapie, nämlich der Theorie nichtlinearer dynamischer Systeme, nicht nur intrapsychische Prozesse zu konzeptualisieren, sondern auch ihre relative Konstanz erklären zu können. Das Gehirn ist ein komplexes, dynamisches System, das durch nichtlineare Wechselwirkungen selbstorganisiert Muster (FDV-Programme) hervorbringt. Grossmann (2009) erklärt die Auswirkungen dieser Perspektive wie folgt:

> »Heute gehe ich davon aus, dass Problemzustände von Klient:innen in Erschütterungen menschlicher Biografie durch vergangene und gegenwärtige kritische Lebensereignisse und Lebenserfahrungen gründen. (...) Aus dieser Erschütterung (...) leiten sich problemassoziierte Denkweisen des Erlebens, Denkens und Handelns ab (...) Es entstehen Muster psychischen und sozialen Prozessierens, die durch dysfunktionale (sekundäre) Bewältigungsstrategien stabilisiert werden« (Grossmann 2009, S. 10).

Folgerichtig kann Psychotherapie als Vorgang der Reorganisation neuronaler Netze verstanden werden (Spitzer 2000) und nicht mehr nur als Neuorganisation problemerzeugender Kommunikationen.

In Wagner u. Russinger (2016) wird ausführlich dargelegt, wie dysfunktionale intrapsychische Prozesse (z. B. bestimmte Störungen der Emotionsverarbeitung) auch in ihrer relativen Konstanz konzeptualisiert werden können und welche therapiepragmatischen Konsequenzen dies hat. Es wird eine Arbeitsweise vorgestellt, mit der selbst tiefgreifende emotionale Störungen, die sich gegenüber kurztherapeutischen Methoden als resistent erwiesen haben, behandelbar werden. Damit soll der Wert von Kurztherapien keineswegs geschmälert werden: Wo ein kurztherapeutisches Vorgehen ausreicht, um Klient:innen zu nachhaltigen Veränderungen anzuregen, sollte es natürlich angewandt werden. Bei Vorliegen einer »Persönlichkeitsstörung« ist dies jedoch häufig nicht der Fall. Hier brauchen wir ein Verständnis intrapsychischer Prozesse als relativ konstante bzw. sich immer wieder neu erzeugende Phänomene. Synergetisch orientierte systemische Therapie ist bei diesen Klient:innen daher langsam und kleinschrittig und soll unterstützen, dysfunktionale selbstreferenzielle Fühl-Denk-Verhaltens- und damit auch Interaktionsmuster zu erkennen, zu benennen und zu verändern.

Leidvolles emotionales Erleben, problemaufrechterhaltende Überzeugungen und Verhaltensweisen bilden ein sich selbst stabilisierendes Muster. Zu Beginn der Therapie muss die Dysfunktionalität dieser Muster auch für die Betroffenen erkennbar werden, damit ein diesbezüglicher Veränderungswunsch entstehen kann. Wenn dies - unter Anwendung der bereits skizzierten Adaptionen des systemischen Gesprächsverhaltens - gelingt, können in einem nächsten Schritt die bewährten Strategien systemischer Therapie wie Unterschiedserzeugung, Ziel- und Lösungsorientierung sowie Ressourcen- und Auftragsorientierung genützt werden, um entsprechende Veränderungsprozesse zu befördern.

1.5 Utilisation systemischer Kernkompetenzen

Systemische Therapeut:innen zeichnen sich durch eine zugewandte und unterstützende Beziehungsgestaltung aus, die von einem großen Interesse an der Person und ihren individuellen Stärken getragen wird. Davon können Borderline-Klient:innen, die in einem hohen Maß auf wohlwollende interpersonelle Zugewandtheit angewiesen sind, sehr profitieren. Das systemische Gebot, Fähigkeiten und Ressourcen zu fokussieren, sowie die Fähigkeit, negative Selbstbeschreibungen zu dekonstruieren, sind für Personen mit traumatisierenden Lebenserfahrungen und einem häufig vernichtend geringen Selbstwert essenziell. Das therapeutische Selbstverständnis, in dem unsere Rolle und unser Auftrag, aber auch die therapeutische Beziehung und etwaige Verstörungen derselben fortlaufend partnerschaftlich evaluiert werden, trägt dazu bei, erwartbare interaktionelle Probleme in der Therapie frühzeitig zu erkennen und teilweise sogar konstruktiv zu nützen. Unsere gelassene und oft auch durch wohlmeinenden Humor gestützte Haltung gegenüber Symptomen verhindert, dass wir von der Dramatik des Geschehens vollständig vereinnahmt werden. Als Expert:innen für Ambivalenzen nehmen wir eine neutrale Haltung gegenüber unterschiedlichen Lösungen in den von Widersprüchen geprägten inneren und äußeren Welten der Klient:innen ein und bleiben so flexibel. Da bei Personen mit einer Borderline-Störung auch immer die nahen Beziehungen belastet sind, profitieren sie von der Kompetenz systemischer Therapeut:innen, die im Umfeld stattfindenden Dynamiken zu reflektieren und Bezugspersonen aktiv miteinzubeziehen.

Unsere zunächst theoretisch begründete erkenntniskritische Haltung – sofern der Schritt der »Störungsdiagnose« einmal vollzogen ist und damit verbundenes konzeptionelles Wissen integriert wurde – befähigt uns unserer Meinung nach sogar in besonderem Ausmaß, einen für unsere Klient:innen gewinnbringenden Umgang mit Störungskonzepten anzubieten. Unsere grundlegende Skepsis gegenüber individuellen defizitorientierten Zuschreibungen und den zugrunde liegenden Kausalitätslogiken verpflichtet uns nicht dazu, auf die Konzeptualisierung von intrapsychischen Störungen oder möglichen biologischen Beschränkungen von Handlungspotenzialen gänzlich zu verzichten. Sie gibt uns vielmehr die Freiheit, diese im therapeutischen Prozess nahezu »stufenlos« nach Maßgabe der aktuellen Erfordernisse zu nützen und sie bei Bedarf in den gemeinsamen Erkundungsprozess von Perspektiven und Möglichkeiten zu integrieren. So können wir bestimmte Störungskonzepte (z. B. »Emotionsregulationsstörung«) nützen, um im Sinne einer ersten Komplexitätsreduktion Hypothesen und therapeutische Handlungsideen zu generieren. Die Erfahrung zeigt, dass das individualisierte Einbringen solcher »Störungsbegrifflichkeiten« den Betroffenen häufig das Gefühl gibt, verstanden zu werden und gut aufgehoben zu sein, und sie keineswegs von der Verantwortung zur Einflussnahme entbindet: »Angenommen, Sie hätten eine gewisse angeborene Neigung, auf alltägliche Konflikte mit sehr heftigen unangenehmen Gefühlen zu reagieren – wie könnte Ihnen diese Sichtweise helfen, mit Problemsituationen umzugehen? Könnte es nützlich sein, die Eskalationen und daraus resultierenden Krisen schon im Vorfeld zu antizipieren? Wäre es vielleicht sinnvoll, nach konkreten Ausstiegsmöglichkeiten vor der Eskalation zu suchen, eine Art ›Sicherung‹ einzubauen?« Fragen wie diese integrieren »Störungsaspekt« und Gestaltungsperspektive, wodurch neue Sichtweisen und Möglichkeiten entstehen, ohne Klient:innen dadurch zu stigmatisieren.

Wenn Klient:innen ihrerseits Ideen über Krankheitskonzepte einbringen, können wir je nach situativen Erfordernissen wählen, ob wir diese (vielleicht nur vorläufig) übernehmen oder ob wir sie durch bestimmte systemische Fragetechniken gezielt dekonstruieren. Dieser flexible Umgang mit Diagnosen und dem Störungsbegriff, die Haltung des Sowohl-als-auch (sowohl Störungsorientierung als auch Nicht-Störungsorientierung), wie es Hans Lieb (2014b, S. 14) formuliert, kann durchaus als Stärke im Umgang mit dieser herausfordernden Patientengruppe gesehen werden.

Wenn wir daher im weiteren Verlauf des Buches häufig von »Borderline-Patient:innen« sprechen, dient dies vor allem der sprachlichen Vereinfachung. Der mit diesem Labeling verbundenen Risiken und Probleme sind wir uns bewusst. Es sei jedenfalls festgehalten, dass wir Kolleg:innen keineswegs dazu verpflichten wollen, betroffene Personen - sei es nun gedanklich oder kommunikativ - zukünftig mit solchen Störungsbegriffen zu etikettieren. Anstelle von »Menschen mit Borderline-Störung« könnte stets auch von Menschen gesprochen werden, die (unter anderem) unter den in Abschnitt 2.1 detailliert beschriebenen leidvollen Erlebnis- und Verhaltensmustern leiden.

1.6 Störungswissen als Grundlage für (interdisziplinäre) Kooperation

Dass eine angemessene Integration störungsspezifischer Vorgehensweisen die therapeutischen Handlungsmöglichkeiten und deren Nützlichkeit für die Klient:innen unmittelbar steigern könnte, müsste ein hinreichender Grund sein, sich einer solche Perspektive zuzuwenden. Aus unserer Sicht gibt es aber auch weitere Argumente, die dafürsprechen, dass sich systemische Therapeut:innen einen fundierten Überblick über gängige psychotherapeutisch-psychiatrische Behandlungskonzepte zur Borderline-Störung aneignen. Zum einen befördert dies den interdisziplinären Austausch im

Dialog mit anderen Therapierichtungen und unterstützt die Kooperation in multiprofessionellen Arbeitskontexten. Zum anderen trägt diese Offenheit für methodenübergreifende Reflexionen dazu bei, dass auch die spezifisch systemischen Konzepte Eingang in breitere psychotherapeutische Diskurse finden. Wir sind überzeugt, dass systemisches Denken wertvolle Inspirationen für andere Therapiemethoden und die in ihnen sozialisierten Kolleg:innen bietet.

Im Zuge der Anerkennung als Richtlinienverfahren in Deutschland ist davon auszugehen, dass systemische Therapeut:innen künftig noch mehr als bisher Teil von interdisziplinären und multiprofessionellen Teams bzw. Behandlungsnetzwerken werden und sich dadurch mit Kommunikationsbedarf entlang von Störungs- und Krankheitskonzepten konfrontiert sehen. Das vorliegende Buch soll daher auch einen Beitrag leisten, dass diese Auseinandersetzung nicht nur notgedrungen, sondern vielmehr gegenseitig bereichernd erfolgen kann.

Abschließend sei noch ein letzter Aspekt erwähnt: Der gesellschaftliche Diskurs rund um psychische Gesundheit wird in den letzten Jahrzehnten vermehrt von biologistischen Konzepten und einem medizinischen Verständnis psychischer Probleme geprägt. Auch die seit Jahren kontinuierlich steigende Zahl von Psychopharmakaverschreibungen weist darauf hin, dass die »Biomedikalisierung« als gesellschaftlicher Prozess ungebrochen voranschreitet. Dieser aus der Soziologie stammende Begriff beschreibt die gesellschaftlich-diskursive Verortung von als Problemen konsensualisierten Phänomenen im Erklärungs- und Einflussbereich der Medizin. Entscheidende Beförderer dieser Entwicklung scheinen dabei das Internet und insbesondere in den letzten Jahren die sogenannten sozialen Medien zu sein, in denen mittlerweile zahlreiche, teils sogar thematisch spezialisierte Influencer biomedizinische Deutungen für Lebensprobleme lancieren und eine Entstigmatisierung der Betroffenen fordern.

All dies hat zur Folge, dass insbesondere jüngere Menschen regelmäßig bereits mit (häufig selbstgestellten) Vordiagnosen oder biomedizinisch orientierten Erwartungen und reduktionistischen

Denkfiguren in Therapie kommen. Auch insofern ist es aus unserer Sicht wichtig, als Therapeut:in über profunde Kenntnisse der gängigen Störungskonzepte zu verfügen, um in einem ersten Schritt anschlussfähig zu sein und die nötige Expertise zu vermitteln, auf Basis derer dann die von Klient:innenseite eingebrachten Vorannahmen gemeinsam auf Nützlichkeit überprüft und bei Bedarf relativiert werden können.

Evidenzbasiertes – also auf der Basis empirischer Studien erlangtes – Wissen wird für die gesundheitspolitische und -ökonomische Legitimation jeglicher Krankheitsbehandlung immer wichtiger. Dies gilt nicht nur für die Medizin, sondern – nicht zuletzt durch die aktuellen Diskussionen rund um die Akademisierung psychotherapeutischer Ausbildungen – zunehmend auch für die Psychotherapie. Es ist daher zu begrüßen, dass seit Kurzem eine aktualisierte Behandlungsleitlinie der Deutschen Gesellschaft für Psychiatrie und Psychotherapie, Psychosomatik und Nervenheilkunde (DGPPN) zum Thema Borderline-Persönlichkeitsstörung vorliegt (DGPPN 2022). An der Erstellung waren 23 verschiedene Fachgesellschaften aus dem gesamten deutschsprachigen Raum, darunter erfahrene praktisch Tätige unterschiedlicher Therapiemethoden sowie wissenschaftlich Arbeitende verschiedener Fachrichtungen, aber auch eine Patient:innen- und eine Angehörigenvertreterin beteiligt. Die Leitlinie ist frei online verfügbar[2] und bietet nicht nur einen Überblick über den aktuellen Stand der wissenschaftlichen Forschung, sondern verdichtet deren Ergebnisse auch zu einer Reihe von Behandlungsvorschlägen. An verschiedenen Stellen werden wir auf diese aktuelle Behandlungsleitlinie verweisen. Darüber hinaus legen wir allen Kolleg:innen, die regelmäßig mit Klient:innen mit BPS arbeiten, ans Herz, sich mit dieser Leitlinie vertraut zu machen – auch um dem berufsrechtlichen Anspruch nach aktueller Fort- und Weiterbildung gerecht zu werden.

2 Verfügbar unter: https://register.awmf.org/de/leitlinien/detail/038-015 [22.3.2023].

2 Die Borderline-Persönlichkeitsstörung: klinisches Erscheinungsbild

2.1 Die emotional instabile Persönlichkeitsstörung in ICD-10 und DSM-5

Eine »Persönlichkeitsstörung« wird diagnostiziert, wenn dysfunktionale Fühl-Denk-Verhaltensschemata die berufliche und private Leistungsfähigkeit der Betroffenen erheblich beeinträchtigen und wenn dies zu subjektiven Beschwernissen führt. Voraussetzung für die Diagnose einer »Persönlichkeitsstörung« ist also die Abweichung von den Erwartungen des soziokulturellen Umfeldes, die zeitlich überdauert, in vielen Kontexten bemerkbar ist und zu einer Beeinträchtigung in wichtigen Funktionsbereichen führt.

Wenn diese allgemeinen Kriterien einer Persönlichkeitsstörung erfüllt sind, erfolgt im DSM-5 sowie im derzeit noch gebräuchlichen ICD-10 eine typologische Beschreibung einzelner Störungsbilder, die ob ihrer traditionsreichen Benennungen leicht eingängig sind. In diesen Klassifikationssystemen ist die Borderline-Störung eine von acht bzw. neun unterscheidbaren Persönlichkeitsstörungen. Im ICD-10 wird zwischen zwei Typen von emotional instabilen Persönlichkeiten (F 60.3) unterschieden: Der impulsive Typ (F 60.30) zeichnet sich durch mangelnde Impulskontrolle und Ausbrüche von gewalttätigem und bedrohlichem Verhalten aus (im DSM-5 als intermittierende explosive Störung [F 63.81] nicht den Persönlichkeitsstörungen, sondern den Störungen der Impulskontrolle zugerechnet, da die Betroffenen mit Reue, Scham und Selbstvorwürfen auf die von ihnen angerichteten Schäden und Verletzungen reagieren). Beim Borderline-Typ (ICD-10: F 60.31; DSM-5: F 60.3) finden sich neben der emotionalen Instabilität und Impulsivität auch typische Störungen des Selbstbildes, intensive, aber instabile Beziehungen, übertriebene Bemühungen, das Verlassenwerden zu vermeiden, und ein chronisches Gefühl von Leere.

Die ausführlichere Darstellung der Diagnosekriterien findet sich im DSM-5, das auch die Grundlage für die meisten klinischen Forschungen bietet. Hier wird die Borderline-Persönlichkeitsstörung als ein tiefgreifendes Muster von Instabilität in zwischenmenschlichen Beziehungen, im Selbstbild und in den Affekten sowie von deutlicher Impulsivität verstanden. Mindestens fünf der folgenden Kriterien müssen erfüllt sein:

1) verzweifeltes Bemühen, tatsächliches oder vermutetes Verlassenwerden zu vermeiden
2) ein Muster instabiler und intensiver zwischenmenschlicher Beziehungen, das durch einen Wechsel zwischen den Extremen der Idealisierung und Entwertung gekennzeichnet ist
3) Identitätsstörung: ausgeprägte und andauernde Instabilität des Selbstbildes oder der Selbstwahrnehmung
4) Impulsivität in mindestens zwei potenziell selbstschädigenden Bereichen (Geldausgaben, Sexualität, Substanzmissbrauch, rücksichtsloses Fahren, »Essanfälle«)
5) wiederholte suizidale Handlungen, Selbstmordandeutungen oder -drohungen oder Selbstverletzungsverhalten
6) affektive Instabilität infolge einer ausgeprägten Reaktivität der Stimmung (z. B. hochgradige episodische Dysphorie, Reizbarkeit oder Angst, wobei diese Verstimmungen gewöhnlich einige Stunden und nur selten mehr als einige Tage andauern)
7) chronisches Gefühl von Leere
8) unangemessene, heftige Wut oder Schwierigkeiten, die Wut zu kontrollieren
9) vorübergehende, durch Belastungen ausgelöste paranoide Vorstellungen oder schwere dissoziative Symptome.

2.2 Was wird sich im ICD-11 an der Diagnostik ändern?

Seit vielen Jahren wird diese Form einer typologischen Diagnostik zunehmend kritisch betrachtet, weil viele der grundlegenden Erwartungen an ein klassifikatorisches Diagnosesystem nicht erfüllt werden. Weder gelingt die Bildung möglichst homogener Patient:innengruppen (da nur knapp mehr als die Hälfte der Diagnosekriterien erfüllt sein müssen, unterscheiden sich Personen mit der Diagnose einer Borderline-Störung hinsichtlich ihrer Beschwerden und Probleme oft deutlich), noch kann der Schweregrad der Störung mit der Diagnose ausgedrückt werden. Dass der Übergang von »gesund« zu »gestört« von einem einzigen Kriterium abhängt und alle Kriterien gleich viel zählen, obwohl sie sich auf das psychosoziale Funktionsniveau unterschiedlich stark auswirken, reduziert die Aussagekraft der typologischen Diagnostik noch weiter. Hinzu kommt aufgrund der Überlappung der Kriterien von verschiedenen Persönlichkeitsstörungen eine »artifizielle« Komorbidität: Das »komorbide« Auftreten mehrerer Persönlichkeitsstörungen ist damit nicht die Ausnahme, sondern die Regel. Aus dem gleichen Grund gehören viele Personen in die Restkategorie »nicht näher bezeichnete Persönlichkeitsstörung« – in der Statistik wird dies »mangelhafte faktorielle Validität« genannt. Es führt dazu, dass die meisten der Patient:innen mit einer Persönlichkeitsstörung nicht einer der zehn im DSM-IV oder der acht im ICD-10 näher spezifizierten Persönlichkeitsstörungen zuzuordnen sind (vgl. Zimmermann 2014; Leising u. Zimmermann 2014). W. John Livesley, einer der renommiertesten Forscher im Bereich der Persönlichkeitsstörungsforschung, fasst die Kritik an der gängigen typologischen Diagnostik pointiert zusammen:

> »Das Problem beim DSM-IV ist, dass die ihm zugrunde liegende Annahme, die Merkmale von Persönlichkeitsstörungen ließen sich in zehn Kategorien einteilen, die von einer normalen Persönlichkeit deutlich abgegrenzt werden können, falsch ist« (Livesley 2012, S. 364–368, Übers.: E. W.).

Für das DSM-5 war daher eine fundamentale Neuordnung des Phänomenbereiches Persönlichkeitsstörung geplant. Statt der rein typologischen Diagnostik wurden im alternativen Modell (AMPD)[3] sowohl Beeinträchtigungen im Funktionsniveau der Persönlichkeit, welche dimensional definiert sind, als auch fünf Domänen problematischer Persönlichkeitsmerkmale charakterisiert. Diese fünf breiten

3 Abk. für engl.: Alternative Model of Personality Disorders.

Domänen (negative Affektivität, Verschlossenheit, Antagonismus, Enthemmtheit und Psychotizismus) sind die maladaptiven Varianten der eingehend validierten »Big Five« der Persönlichkeitsforschung (Offenheit für Erfahrungen, Extraversion, Verträglichkeit, Gewissenhaftigkeit, Neurotizismus). Aufgrund des erwartbaren hohen Schulungsbedarfs und des Mehraufwandes bei der Erstellung der Diagnose wurde dieses alternative Diagnosemodell doch im letzten Moment nicht wie geplant realisiert und bislang nur im Anhang des DSM-5 platziert. Interessierten sei dazu ein online verfügbarer Beitrag von Mitmansgruber (2020) empfohlen.[4]

Im ICD-11, das mit dem 1. Januar 2022 eingeführt wurde und in den kommenden Jahren schrittweise im deutschen Sprachraum implementiert wird, hat man auf dieses Hybridmodell verzichtet und sich stattdessen zu einer rein dimensionalen Beschreibung und Erfassung des Funktionsniveaus der Persönlichkeit entschlossen. Gefordert ist eine überdauernde und situationsübergreifende Störung im Funktionsniveau des Selbst und der interpersonellen Beziehungen. Diese äußert sich wiederum in maladaptiven Mustern von Kognitionen, emotionalem Erleben und Ausdruck sowie Verhalten und führt letztlich zu einer bedeutsamen Belastung bzw. funktionellen Beeinträchtigung in wesentlichen Lebensbereichen.

Bezüglich des Selbstfunktionsniveaus werden folgende Dimensionen berücksichtigt:

- Identität: Stabilität und Kohärenz des Identitätsgefühls (unbeständig und inkonsistent oder besonders rigide)
- Selbstwertregulation: Fähigkeit, ein stabiles und positives Selbstwertgefühl aufrechtzuerhalten
- Selbsteinschätzung: Genauigkeit der eigenen Sicht auf die eigene Persönlichkeit, ihre Stärken und Grenzen
- Selbststeuerung: Fähigkeit, angemessene Ziele zu planen, zu wählen und zu verfolgen
- Fähigkeit, eine relativ große Bandbreite an Gefühlen zu erleben und zu regulieren.

4 Verfügbar unter: https://doi.org/10.1007/s00729-020-00151-4 [22.3.2023].

Bezüglich des interpersonellen Funktionsniveaus geht es um folgende Merkmale:

- Interesse, Beziehungen zu anderen einzugehen
- Fähigkeit, enge und für beide Seiten befriedigende Beziehungen aufzubauen und aufrechtzuerhalten
- Fähigkeit, die Sichtweise anderer zu verstehen (Empathie)
- Fähigkeit, mit Konflikten in Beziehungen umzugehen.

Eine weitere wichtige Veränderung im ICD-11 besteht darin, dass die Störung nicht mehr wie bisher im Jugend- oder jungen Erwachsenenalter begonnen haben muss, sondern nur länger als zwei Jahre andauert. Diese Veränderung beruht auf den Ergebnissen von Langzeituntersuchungen, die ergaben, dass die Stabilität von Persönlichkeitsstörungsdiagnosen geringer ist als gemeinhin angenommen (z. B. Morey a. Hopwood 2013; Herpertz 2018).

Diese neue Definition betont im Gegensatz zu früheren Konzeptualisierungen nicht mehr die Permanenz und damit eine vermeintliche Unveränderbarkeit der Störung. Vielmehr lässt sich hieraus ableiten, dass die betroffenen Personen auch andere, funktionalere FDV-Muster entwickeln können, sodass die Störungsmuster unter günstigen Bedingungen seltener aktualisiert werden und damit das Leben der Betroffenen weniger belasten.

Während im erwähnten alternativen Modell (AMPD) des DSM-5 zumindest sechs der vormals zehn unterschiedlichen Persönlichkeitsstörungstypen weiterhin erhalten sind, wurde im ICD-11 fast vollständig auf eine Beschreibung einzelner Typen verzichtet. Stattdessen wurden in Anlehnung an die Big Five der empirischen Persönlichkeitsforschung fünf verschiedene Domänen von Merkmalen (hier: negative Affektivität, Dissozialität, Verschlossenheit, Enthemmtheit und Zwanghaftigkeit) definiert, anhand derer ein »Persönlichkeitsprofil« erstellt werden kann. Dies stellt aber nur einen optionalen Zusatzschritt zur genaueren Beschreibung der diagnostizierten Persönlichkeitsstörung dar.

Ausschließlich für die Borderline-Persönlichkeitsstörung wurde eine typologische Beschreibung, wie sie schon im ICD-10 vorlag, übernommen. Was für die einen ein »politischer Kompromiss« war, um die Akzeptanz des neuen Systems nicht zu gefährden, war für die anderen eine zwingende Notwendigkeit, um die Anschlussfähigkeit für künftige Forschung nicht zu verlieren (Herpertz 2018). Je mehr störungsspezifische Therapieansätze etabliert und durch störungsspezifische Forschung abgesichert sind, desto größer ist nachvollziehbarerweise der Widerstand gegen eine radikale Veränderung der zugrunde liegenden Diagnosekriterien.

2.3 Das Borderline-Konzept im historischen Wandel

Ursprünglich wurde das Konzept der »Borderline-Persönlichkeitsstörung« vor allem eingesetzt, um Grenzfälle zwischen Neurose und Psychose zu konzeptualisieren. Im Zuge der zunehmenden Differenzierung des Konzeptes hat sich der mit »Borderline« bezeichnete Phänomenbereich immer deutlicher in Richtung einer »affektiven Persönlichkeitsstörung« entwickelt, während die Phänomene im Übergang und Grenzbereich zur Schizophrenie nun als »schizotype Störungen« bezeichnet werden.

Den stärksten Einfluss hatten in den letzten Jahrzehnten die Arbeiten von Otto Kernberg (1996), der die spezifischen Merkmale des Borderline-Organisationsniveaus der Persönlichkeit dem psychotischen und neurotischen Organisationsniveau gegenüberstellte und damit den Grundstein für die strukturellen Überlegungen der »Operationalisierten Psychodynamischen Diagnostik« legte (siehe Abschnitt 5.2). Im Unterschied zur typologischen Klassifikation von »Persönlichkeitsstörungen« (in DSM-IV und ICD-10) entwickelte Kernberg eine strukturelle Klassifikation der Persönlichkeit, die sogenannte »Strukturdiagnose«, in der er zwischen vier Organisationsniveaus der Persönlichkeit unterscheidet. Die neurotische Persönlichkeitsorganisation, das hohe und niedrige Niveau der Borderline-Persönlichkeitsorganisation sowie das psychotische Organisationsniveau unterscheiden sich bezüglich folgender Schlüsselfunktionen des Ich: Identitätsintegration, Reife der Abwehrmechanismen, Realitätsprüfung, Integration von Aggressivität und Wertvorstellungen.

Menschen auf normalem und neurotischem Niveau haben eine integrierte Identität, eine durchweg erhaltene Realitätskontrolle und reife Abwehrmechanismen. Bei normaler Persönlichkeitsorganisation ist darüber hinaus eine angemessene Selbstbehauptung mit moduliertem Ärger möglich, während bei neurotischer Persönlichkeitsorganisation die Aggression meist gehemmt ist und es nur fallweise zu Wutausbrüchen mit nachfolgenden Schuldgefühlen kommt. Im Unterschied dazu ist das Borderline-Organisationsniveau durch eine desintegrierte Identität und unreife Abwehrmechanismen bei weitgehend erhaltener Realitätskontrolle gekennzeichnet. Die Identitätsdiffusion äußert sich in widersprüchlichen Selbstwahrnehmungen und -darstellungen ohne die Fähigkeit, diese in nachvollziehbarer Weise zu integrieren. Ebenso werden bedeutsame Andere nicht mit ihren verschiedenen Facetten, sondern entweder (oder auch abwechselnd) als nur gut oder nur böse beschrieben, was auch auf das Vorherrschen unreifer Abwehrmechanismen (v. a. Spaltung) verweist. Typisch sind auch das widersprüchliche Wertesystem und die Unfähigkeit, entsprechend den eigenen Werten zu leben. Im Unterschied zum psychotischen Strukturniveau bleibt aber die Fähigkeit zur Realitätskontrolle zumindest weitgehend erhalten. Evtl. vorkommende Einschränkungen der Realitätsprüfung sind kurzfristig und selbstlimitierend. Bei einem psychotischen Organisationsniveau der Persönlichkeit findet sich neben einer ausgeprägten Identitätsdiffusion auch eine dauerhafte Beeinträchtigung der Realitätsprüfung, was allerdings nicht mit dem Vollbild einer schizophrenen Psychose gleichzusetzen ist.

Die Unterscheidung von vier Organisationsniveaus der Persönlichkeit schafft eine ganz andere Ordnung als die typologische Beschreibung von Persönlichkeitsstörungen im ICD oder DSM. Kernbergs Modell bringt eine »quantitative Einschätzung« der »Persönlichkeitsstörungen« hervor: Personen mit neurotischer Persönlichkeitsorganisation sind »gesünder« als solche mit einem hohen Niveau der Borderline-Persönlichkeitsorganisation, diese wiederum »gesünder« als solche mit einem niedrigen Niveau der Borderline-Persönlichkeitsorganisation etc.

2.4 Prävalenz und Verlauf

Die Prävalenz der Borderline-Persönlichkeitsstörung in der Bevölkerung wird aktuell zwischen 0,7 und 2,7 % geschätzt (Eaton a. Greene 2018; Ellison et al. 2018). In Deutschland geht man von ca. 700 000 Personen mit einer Borderline-Störung aus. Das Geschlechterverhältnis ist vermutlich ausgeglichen, allerdings sind es vor allem Frauen, die therapeutische Unterstützung in Anspruch nehmen (DGPPN 2022). Daher ist die Mehrheit der in klinischen Kontexten behandelten Borderline-Betroffenen weiblich, während sich in Gefängnissen eine hohe Zahl von männlichen Borderline-Patienten findet.

In klinischen Kontexten machen Patient:innen mit Borderline-Störung bis zu 20 % der behandelten Personen aus (Gunderson a. Links 2014). Das macht die Borderline-Störung zu der Persönlichkeitsstörung mit der höchsten klinischen Relevanz. Rezente deutsche Versicherungsdaten zeigen zudem, dass Borderline-Patient:innen – obwohl dies in aktuellen Leitlinien nicht empfohlen wird – öfter und länger stationär behandelt wurden als Patient:innen mit Depressionen (Bohus 2022), was sich auch in entsprechenden Behandlungskosten niederschlägt. Diese belaufen sich in Deutschland auf 4 Milliarden Euro, was ca. 25 % der Gesamtkosten, die für die stationäre Behandlung von psychischen Störungen ausgegeben werden, entspricht. Laut Bohus (2007) entstehen 90 % dieser Kosten durch insuffiziente, nicht störungsspezifische stationäre Behandlungen (zitiert nach Berger 2012, S. 745), weshalb kritische Stimmen von einer ökonomischen und inhaltlich-therapeutischen Fehlsteuerung sprechen. Das Fehlen flächendeckender strukturierter und störungsspezifischer ambulanter Versorgungsstrukturen führt zu häufigen Krisenaufenthalten, die hohe Kosten verursachen, ohne zu therapeutischen Fortschritten beizutragen.

Auch wenn die Schwere der Störung sehr unterschiedlich ausgeprägt sein kann, geht die Borderline-Persönlichkeitsstörung in der Regel mit beträchtlichem Leidensdruck und deutlichen Beeinträchtigungen des psychosozialen Funktionsniveaus einher. Daher wird die BPS in der Literatur teilweise zu den sogenannten schweren psychischen Störungen (engl. *severe mental illness,* SMI) gezählt.

Darunter versteht man Störungen, die mit einem GAF-Wert (engl. *Global Assessment of Functioning,* globale Erfassung des Funktionsniveaus) von unter 50 verbunden sind und damit zu starken Beeinträchtigungen in mehreren Bereichen des Lebens führen, was etwa bei einem Drittel aller Borderline-Störungen realisiert ist (vgl. Lora, Bezzi a. Ehrlicher 2007). Die Mortalität von Betroffenen ist höher als in der Gruppe der Menschen mit unipolaren Depressionen oder bipolaren Störungen, aber niedriger als bei Personen mit psychotischen Erkrankungen (Schneider et al. 2019). Rezente Studien zeigten, dass diese erhöhte Mortalität entgegen früheren Annahmen nicht ausschließlich auf Suizide, sondern auch auf erhöhte somatische Komorbiditäten im späteren Verlauf zurückzuführen ist (Herpertz et al. 2022).

Die Suizidrate ist mit 2–6 % (DGPPN 2022) im Vergleich zur Allgemeinbevölkerung zwar maßgeblich erhöht, aber niedriger als in früheren Studien (z. B. 10 % bei Paris a. Zweig-Frank 2001) angegeben. Die Suizidrate dürfte dabei mit der Zahl der erfüllten Diagnosekriterien korrelieren, d. h., je mehr Diagnosekriterien erfüllt sind, desto höher ist die Suizidrate.

Betrachtet man den Verlauf von »Persönlichkeitsstörungen«, stößt man auf ein Paradoxon: Obwohl die Permanenz der Symptomatik eine Voraussetzung für die Diagnose einer »Persönlichkeitsstörung« ist, zeigen fast alle empirischen Verlaufsstudien eine relativ geringe Stabilität der Diagnose. Die 2-Jahres-Stabilität von Persönlichkeitsstörungsdiagnosen liegt in diversen Untersuchungen nur bei 40 bis 60 % (Links, Mitton a. Steiner 1990). Pagano et al. (2004) erklären dies damit, dass die Intensität der Symptomatik (u. a. durch Umwelteinflüsse) deutlich fluktuiert. Zwar bleiben die wiederholt beobachtbaren, unflexiblen persontypischen Fühl-, Denk- und Verhaltensmuster über einen langen Beobachtungszeitraum erhalten, aber sie erfüllen nicht dauerhaft das »Störungskriterium«. Dies gilt auch für die Borderline-Störung: Längsschnittstudien zeigten, dass diese deutlich weniger stabil ist als vermutet. In einer Studie von Zanarini et al. (2012) erfüllten beispielsweise nach zehn Jahren über 80 % der nachverfolgten Personen nicht mehr die

Kriterien für eine BPS. Dies stellt eine wichtige Information sowohl für Betroffene wie auch Behandelnde dar, da somit grundsätzlich und insbesondere bei adäquater Behandlung von einem positiven Verlauf ausgegangen werden kann.

Einschränkend muss aber auch festgehalten werden, dass rezente Arbeiten darauf hinweisen, dass es in vielen Fällen wohl eher zu einer Symptomverschiebung als zu einer grundsätzlichen Besserung des psychosozialen Funktionsniveaus kommt (Bohus 2022). Impulsivität und nach außen hin auffällige dysfunktionale Verhaltensweisen wie wiederholte Suizidversuche und Selbstmordandrohungen haben ihr Punctum maximum in der Adoleszenz und im jungen Erwachsenenalter (hier berichten 60 % der Betroffenen über Suizidversuche und 80 % über selbstverletzende Handlungen) und lassen dann häufig nach. Vor dem Hintergrund von weiterhin bestehenden affektiven Symptomen und interaktionellen Ängsten kommt es aber oft zu einer zunehmenden und teilweise vollständigen sozialen Vereinsamung. Statt des selbstverletzenden Verhaltens sind nun andere dysfunktionale Regulationsmuster wie z. B. impulsives Essverhalten oder vermehrter Substanzkonsum, insbesondere von Alkohol, vorherrschend. Diese Störungen tragen in Kombination mit gehäuften Komorbiditäten auf somatischer Ebene zu der deutlich geringeren Lebenserwartung auch unabhängig von Suiziden bei (Herpertz et al. 2022), was verdeutlicht, dass Menschen, die an einer BPS leiden, häufig längerfristig und auch über eine Remission der vordergründigen Borderline-Symptomatik hinaus auf therapeutische und psychosoziale Unterstützung angewiesen sind. Eine vollständige Genesung im langjährigen Verlauf wird aktuell immerhin bei ca. der Hälfte der Betroffenen vermutet (DGPPN 2022).

2.5 Differenzialdiagnosen und Komorbidität

Komorbiditäten sind bei der Borderline-Persönlichkeitsstörung grundsätzlich eher die Regel als die Ausnahme. Dies spiegelt sich darin wider, dass die aktuelle Behandlungsleitlinie empfiehlt, sowohl das Vorliegen mehrerer psychischer Störungsbilder als auch einen unbefriedigenden Behandlungserfolg bisheriger Therapien zum Anlass zu nehmen, eine gezielte Abklärung hinsichtlich BPS durchzuführen (DGPPN 2022).

Da eine detaillierte psychologische bzw. psychiatrische Differenzialdiagnostik in der Regel nicht Teil des systemischen Standardvorgehens ist, eine kurze Erläuterung dazu: Aktuell wird im Rahmen psychiatrischer und psychologischer Diagnostik beurteilt, ob die vorliegenden Symptome und deren zeitlicher Verlauf den Kriterien eines oder mehrerer der im ICD oder DSM gelisteten Störungsbildern entsprechen. Wenn die vorliegenden Beschwerden dabei mit mehreren Diagnosen in Zusammenhang gebracht werden können, muss dann in einem Schritt der Differenzialdiagnostik entschieden werden, ob die Symptome besser durch das eine oder das andere Krankheitsbild (beispielsweise Angst als Ausdruck einer psychotischen resp. einer Angststörung) erklärt werden können oder ob zwei oder mehrere Krankheitsbilder gleichzeitig als sogenannte Komorbidität vorliegen.

Speziell für die systemische Therapieplanung sind penible Zuordnungen der vorliegenden Beschwerden zu einzelnen Diagnosekategorien vielfach nicht relevant (ausführlicher dazu Wagner 2020, S. 103 ff.). In manchen Fällen ist eine exakte psychiatrische Diagnostik aber dennoch wichtig: Als Leitdifferenz kann hier gelten, dass vor allem diagnostische Einordnungen, die unmittelbar zu einer Anpassung des therapeutischen Vorgehens, wie beispielsweise einer (zusätzlichen) psychopharmakologischen Therapie oder einer speziellen Berücksichtigung bei der Klärung der Therapieziele, führen würden – die also behandlungsrelevant sind –, frühzeitig und konkret mitbedacht werden sollten. Wenn eine Diagnose damit therapeutische Konsequenzen hätte, sollte eine Überweisung an eine entsprechend qualifizierte Stelle erfolgen.

Die Mehrheit aller BPS-Betroffenen erfüllen im Langzeitverlauf zumindest zeitweise die Kriterien für eine depressive Störung oder eine Angststörung. Häufig stellen die Symptome aus diesen Syndrombereichen auch den primären Grund für therapeutische oder psychiatrische Konsultationen dar, da sie von den Betroffenen im Gegensatz zu anderen Kernsymptomen als unmittelbar belastend wahrgenommen werden. Leitlinien und Expert:innen betonen aber, dass es sich hierbei nicht um »echte« Komorbiditäten handelt (DGPPN 2022; Herpertz 2022). Affektive Symptome und Angststörungen sind vielmehr direkte Folge einer Borderline-Störung und sprechen deutlich schlechter auf diesbezügliche Standardbehandlungen an, während sie sich umgekehrt bei Besserung der Borderline-Kernsymptome automatisch mitbessern. Eine depressive Episode sollte bei Vorliegen einer BPS nur dann diagnostiziert und gesondert behandelt werden, wenn die depressiven Beschwerden wirklich durchgehend über zumindest zwei Wochen vorhanden sind und nicht, wie für die Borderline-Störung typisch, fluktuierend und mit starkem Bezug zu aktuellen Erlebnissen auftreten.

Bipolare Störungen können ebenfalls komorbid auftreten, was insofern relevant ist, da diese auch medikamentös behandelt werden sollten. Insbesondere die Bipolar-II-Störung, bei der es neben depressiven nur zu hypomanischen Phasen kommt, kann eine (differenzial)diagnostische Herausforderung darstellen. Neben dem Vorliegen der BPS-Kernsymptome kann hier die Beurteilung der Zeitstabilität sowie der Erlebnisreaktivität der affektiven Symptome die Unterscheidung erleichtern. Die affektiven Schwankungen bei einer BPS ereignen sich schneller und sind deutlicher auf Lebensereignisse zurückzuführen als bei bipolaren Störungen.

Ähnliches gilt für die ADHS, die häufig komorbid vorliegt, aber mit erhöhter Impulsivität und daraus resultierenden interpersonellen Schwierigkeiten und reduzierter Leistungsfähigkeit auch symptomatische Überschneidungen aufweist. Wenn eine komorbid vorliegende ADHS abgegrenzt werden kann (Indikatoren sind u. a. die situative sowie die zeitlich überdauernde Stabilität der Beschwerden), sollte diese entsprechend der psychiatrischen Leitlinie auch medikamentös behandelt werden. Oft bedarf die verlässliche differenzialdiagnostische Abgrenzung speziell im Erwachsenenalter aber einer aufwendigen strukturierten psychologischen Diagnostik.

Dissoziative sowie passagere psychotische Symptome können insbesondere bei schwerer ausgeprägten Borderline-Persönlichkeitsstörungen auftreten und werden daher auch im DSM-5 als typische Symptome gelistet. Diese Symptome sind von psychotischen Störungen im engeren Sinne, z. B. der Schizophrenie, abzugrenzen, da diese nur selten als Komorbidität auftreten und dann kontinuierlich antipsychotisch behandelt werden sollten.

Eine sehr hohe Komorbiditätsrate besteht zudem mit Abhängigkeitserkrankungen. Diese sind hochrelevant und müssen standardmäßig diagnostisch erfasst werden, da sie vor allem bei stärkerer Ausprägung die Prognose der Borderline-Störung maßgeblich negativ beeinflussen. Insbesondere wenn ein ausgeprägter Konsum verbunden mit körperlicher Abhängigkeit und Craving vorliegt, müssen häufig zusätzliche spezifische Therapiemaßnahmen zur Anwendung kommen und priorisiert werden. Ähnliches gilt für Essstörungen, die ebenfalls gehäuft auftreten. Vor allem bei ausgeprägtem Untergewicht müssen spezifische Therapieangebote und -settings empfohlen werden, da dies mit einer stark erhöhten Mortalität verbunden ist und häufig auch deutliche kognitive Defizite vorliegen, die eine primär psychotherapeutische Behandlung erschweren bis verunmöglichen.

Wie erwähnt bestehen bei Menschen mit BPS auch vermehrte somatische Komorbiditäten. Es kommt aber ebenfalls zu einem erhöhten Auftreten von komorbid bestehenden somatoformen bzw. funktionellen Störungen unterschiedlicher Ausformung. Menschen mit BPS werden daher häufig zunächst primär mit körperlichen Beschwerden im hausärztlichen oder sonstigen somatisch-medizinischen Settings vorstellig (Herpertz et al. 2022).

Da bei über der Hälfte der Personen mit Borderline-Störung auch relevante Traumatisierungserlebnisse in der Biografie vorkommen, finden sich dementsprechend oft komorbide Traumafolgestörungen in Form einer PTBS. Wenn die PTBS-Symptomatik mit ausgeprägten Flashbacks und Dissoziationen im Vordergrund steht und die Psychotherapie maßgeblich erschwert, sollten frühzeitig störungsspezifische Therapiemethoden (bei hoher Instabilität auch stationär) zur Anwendung kommen. Das mit dem ICD-11 eingeführte Störungsbild einer komplexen posttraumatischen Belastungsstörung (KPTBS) weist eine hohe Überlappung zur Borderline-Störung auf. Da Traumatisierungen auch bei der »reinen« Borderline-Störung einen relevanten ätiologischen Faktor darstellen, ist eine exakte Abgrenzung oft nicht möglich, allerdings aus therapiepragmatischer Sicht auch nicht unbedingt erforderlich. Auf das komplexe Verhältnis zwischen Traumatisierungen und Borderline-Störungen wird im Abschnitt 3.1 noch eingegangen.

Hohe Komorbiditätsraten zeigen sich schließlich auch mit den anderen Persönlichkeitsstörungen. Wie bereits in Abschnitt 2.2 beschrieben, handelt es sich dabei aber zumeist um eine »artifizielle« Komorbidität, die durch die Schwächen der typologischen Diagnosesysteme bedingt ist. Aus therapiepragmatischer Sicht ist die Abgrenzung einzelner »Typen von Persönlichkeitsstörungen« zumeist nicht wichtig, sinnvoller ist es, die dysfunktionalen und/oder leidvoll erlebten Verhaltens- und Erlebnismuster konkret zu beschreiben und im Therapieauftrag zu berücksichtigen (siehe dazu Abschnitt 6.2.3 oder Leising a. Zimmermann 2011).

2.6 Therapieempfehlungen inklusive Psychopharmakotherapie

Nach gängigen Leitlinien ist die regelmäßige und längerfristige ambulante Psychotherapie das primäre therapeutische Mittel der Wahl für die erfolgreiche Behandlung von Borderline-Störungen. Während insbesondere für störungsspezifische Psychotherapie gute Behandlungsergebnisse vorliegen, gibt es für psychopharmakologische Behandlungen bislang keine überzeugenden Wirkungsnachweise. Zwar wurden für einzelne Medikamente in kleinen Studien immer wieder Hinweise für eine mögliche Wirksamkeit in Bezug auf manche Symptome beschrieben, doch konnten in größeren Studien keine über die Placebowirkung hinausgehenden bzw. anhaltenden Effekte für Personen mit BPS nachgewiesen werden (DGPPN 2022). So ist im deutschsprachigen Raum auch kein Medikament für die primäre Behandlung der BPS zugelassen. Die psychotherapeutische Behandlung der Borderline-Störung soll deshalb nicht routinemäßig durch psychopharmakologische Therapien ergänzt geschweige denn durch diese ersetzt werden.

Gleichzeitig müssen bei schweren Verlaufsformen, die mit akuter Gefährdung verbunden sind, alle therapeutischen Optionen ausgeschöpft werden. Wenn eine akute Bedrohung für die Patient:innen oder für die Therapiekontinuität besteht, sollen Medikamente befristet zur gezielten Behandlung einzelner umschriebener Symptome herangezogen werden. Es müssen aber auch in Krisensituationen primär zunächst psychotherapeutische Interventionen genützt und nur bei Nichtauslangen pharmakologisch ergänzt werden.

In der Praxis werden vor allem Angstsymptome und Schlafstörungen sowie ausgeprägte und anhaltende depressive Symptome mit Antidepressiva behandelt. Stimmungsstabilisatoren (wie z. B. Valproinsäure) können gegen Aggression sowie starke affektive Labilität eingesetzt werden. Das Gleiche gilt für atypische Antipsychotika, die zusätzlich aber auch zur Behandlung von ausgeprägten Anspannungszuständen sowie Schlafstörungen zur Anwendung kommen. Die immer noch verbreitete Verschreibung von Benzodiazepinen wird von Expert:innen sehr kritisch bewertet. Der häufig als angenehm empfundene, unmittelbar angst- und spannungslösende Effekt kann bei ohnehin erhöhter Vulnerabilität für Suchterkrankungen im Rahmen der BPS rasch zu missbräuchlichem Konsum und körperlicher Abhängigkeit führen. Wenn die affektive Labilisierung dann durch Entzugssymptome und Craving weiter verstärkt wird, ist die Situation letztlich häufig schlechter als vor der Anwendung von Benzodiazepinen.

Trotz dieses in den Leitlinien geforderten restriktiven Einsatzes von Psychopharmaka wird in der Praxis die Mehrheit der Patient:innen mit einer BPS auch psychopharmakologisch behandelt, da dies aufgrund der Angst- und Depressionssymptome und der häufigen Spannungszustände unvermeidbar erscheint. Expert:innen im Feld berichten, dass bei Patient:innen, die in eine spezialisierte Therapie überwiesen werden, die erste Herausforderung häufig darin besteht, die etablierte, aber wenig effiziente medikamentöse Mehrfachbehandlung (Polypharmazie) wieder zu reduzieren (Herpertz 2022; Bohus 2022). Aus psychotherapeutischer Sicht ist zu bedenken, dass eine überbordende Medikation abseits des Risikos von ungünstigen Medikamenteninteraktionen (evtl. auch mit legalen und illegalen Rauschmitteln) den therapeutischen Prozess zu stören vermag. Zu den häufigen Nebenwirkungen wie übermäßige Dämpfung oder Sedierung kann sich eine ungünstige Modulation von Erwartungshaltungen einstellen: Wenn Patient:innen ihre Veränderungshoffnungen primär auf die medikamentöse Behandlung setzen, befördert dies möglicherweise Passivität und reduziert therapeutisches Engagement. Dass Veränderungen der Medikation – zum Teil auch über Placeboeffekte – rasche, aber in der Regel nicht nachhaltige Verbesserungen induzieren können, während die aktive Veränderung bestehender dysfunktionaler FDV-Muster häufig ein sehr mühevoller und aufwendiger Prozess ist, kann den Wunsch nach wiederholten medikamentösen Anpassungen verstärken (Bohus 2022). In diesem Zusammenhang bietet es sich von therapeutischer Seite an, positive Veränderungen und Fluktuationen aktiv als Leistungen der Klient:innen zu benennen. Dies passt gut in ein systemisches Behandlungsverständnis und wurde in der Literatur als das *Internalisieren von Lösungen* beschrieben (Geyerhofer 2017).

Es sei an dieser Stelle noch einmal betont, dass speziell in akuten Krisensituationen häufig auf Medikation nicht verzichtet werden kann und darf. Generell kann ein direkter Austausch zwischen Psychotherapeut:innen und den die Medikation verordnenden Ärzt:innen maßgeblich zu einer optimierten Nutzung pharmakologischer Interventionen beitragen. Wenn unter den Behandler:innen hingegen Unstimmigkeiten hinsichtlich der Bedeutung und Sinnhaftigkeit der aktuellen Medikation herrschen, kann dies speziell bei Klient:innen mit einer BPS rasch zu einem Agierfeld werden, das die therapeutischen Beziehungen sowie den Behandlungserfolg beeinträchtigt.

Ähnlich wie mit pharmakologischen Interventionen verhält es sich im Übrigen auch mit akuten Aufnahmen auf psychiatrischen Allgemeinstationen. Diese sind im Sinne der Krisenintervention zwar teilweise unausweichlich, in der Regel über die kurzfristige Abwendung der akuten Selbst- oder Fremdgefährdung hinaus aber weder hilfreich noch empfohlen. Die aktuellen Leitlinien halten daher fest, dass krisenbedingte stationäre Aufenthalte so kurz wie möglich gehalten werden sollten. Auf die Grenzen der ambulanten Behandelbarkeit und die Indikation für andere Therapieformen (wie beispielsweise spezialisierte stationäre Psychotherapieprogramme) wird in den Abschnitten 7.3 sowie 8.1 noch detaillierter eingegangen.

3 Erklärungsmodelle: Wie entsteht die Borderline-Persönlichkeitsstörung?

3.1 Therapieschulenunabhängige klinische Erklärungsmodelle

Im Sinne des in der Psychiatrie verbreiteten Vulnerabilitäts-Stress-Modells für die Entstehung psychischer Störungen wird auch bei der Borderline-Persönlichkeitsstörung von Wechselwirkungen zwischen genetischen und psychosozialen Variablen ausgegangen. Eine Zwillingsstudie, die die Konkordanzraten von eineiigen und zweieiigen Zwillingen vergleicht (Torgersen 2000), legt eine erhebliche Bedeutung genetischer Faktoren nahe. Diese bewirken eine Art Vulnerabilität, die bei zusätzlichen Belastungsfaktoren zur Entwicklung einer BPS führt.

Bei dieser »genetischen Disposition« dürfte es sich im Wesentlichen um eine Emotionsregulationsstörung handeln. Laut John Gunderson (2016), einem der profiliertesten Kliniker in diesem Bereich, zeigen Personen, die später die Diagnosekriterien einer Borderline-Störung erfüllen, bereits von Geburt an überdurchschnittlich ausgeprägte und heftige negative Affekte, welche im Vergleich zu anderen Kindern nur unter deutlich vermehrtem Zuwendungsaufwand der Bezugspersonen contained bzw. reguliert werden können. Auch Otto Kernberg, der Begründer der »übertragungsfokussierten Psychotherapie«, sieht die Entwicklung einer Borderline-Störung im Zusammenhang mit einer hohen konstitutionellen Aggression (vgl. Yeomans, Clarkin u. Kernberg 2018). In weiterer Folge entwickelt sich laut Gunderson (2016) bei Menschen mit BPS eine »interpersonelle Hypersensitivität«: Sie erleben in alltäglichen zwischenmenschlichen Situationen viel häufiger subjektive Momente der Zurückweisung, der fehlenden Beachtung oder Kränkung, was wiederum zu schwer kontrollierbaren negativen Affekten (v. a. Wut und Aggression) führt.

3.2 Das Erklärungsmodell der Dialektisch-Behavioralen Therapie

Martin Bohus (2011), der die Dialektisch-Behaviorale Therapie von Marsha Linehan im deutschen Sprachraum bekannt gemacht und weiterentwickelt hat, beschreibt zwei »Ursprungsbedingungen« für die BPS: (epi)genetisch bedingte affektive Hypersensitivität und frühe traumatische Erfahrungen. Hinzukommen muss jedoch eine traumatisch erlebte Invalidierung, das heißt, dass die elterlichen Bezugspersonen auf die emotionalen Bedürfnisse des Kindes nicht adäquat eingehen können.

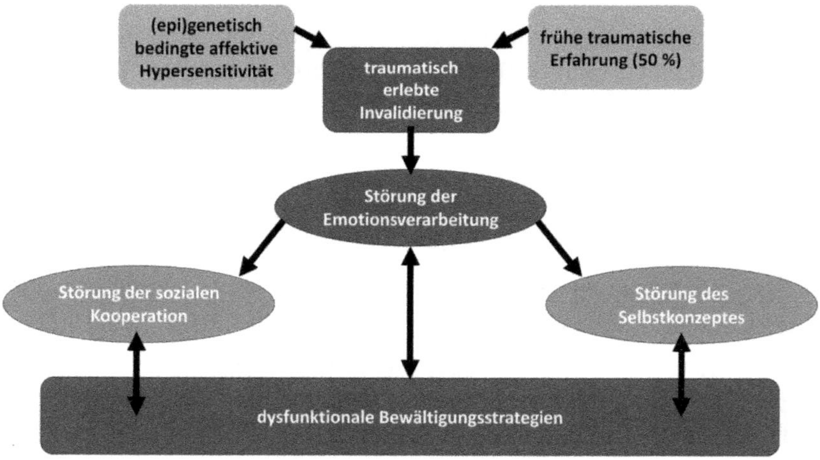

Abb. 1: Ätiopathogenetisches Modell der BPS, adaptiert aus Bohus (2022), mit freundlicher Genehmigung von Prof. Martin Bohus

Erst durch das invalidierende Umfeld kommt es laut DBT zur Entwicklung der emotionalen Fehlregulation: Durch unangemessene Reaktionen auf die Mitteilung von persönlichen Gefühlen lernt das Kind nicht, seine Erregung richtig zu bewerten und zu steuern, emotionale Belastungen auszuhalten und den eigenen Gefühlen als angemessene Reaktion auf äußere Ereignisse zu vertrauen. Die invalidierende Umgebung führt dazu, dass das (Klein-)Kind lernt, seine Gefühle für ungültig zu erklären *(Selbstinvalidierung)*, d. h. den eigenen Gefühlen nicht zu trauen. Wenn Eltern negative

Gefühle nicht verständnisvoll rahmen (»Du bist jetzt zornig, weil du dich benachteiligt fühlst, aber denk doch daran, gestern ...«), sondern auf negative Eigenschaften zurückführen, indem sie z. B. das Kind beim Ausdruck von Ärger als undankbar bezeichnen, wird das Kind mit seinen negativen Gefühlen nicht nur alleingelassen, sondern erfährt bei dieser Gelegenheit auch noch »ich bin schlecht«, was die Bewältigung des primären Gefühls zusätzlich erschwert. Die in diesem Umfeld entstehenden dysfunktionalen Verhaltensmuster (Impulsdurchbrüche, Selbstverletzungen, dissoziative Phänomene etc.) werden als erlernte Problembewältigungsversuche in dem Teufelskreis aus konstitutioneller emotionaler Dysregulation und invalidierendem Umfeld verstanden, indem extreme Gefühlsausbrüche/Impulsdurchbrüche kurzfristig Aufmerksamkeit und emotionale Zuwendung erzwingen.

3.3 Ist die Borderline-Störung eine komplexe posttraumatische Belastungsstörung?

In Hinblick auf den unscharfen Begriff der Traumatisierung ist zu bedenken, dass nicht nur aktiver Missbrauch, d. h. konkrete Gewalterfahrungen, sondern auch emotionale Vernachlässigung, also der Mangel an Zuwendung im Sinne eines Deprivationstraumas wirksam werden können.

THOMAS, 18 Jahre alt, lebt in einem betreuten Wohnheim in einer eigenen Wohneinheit und befindet sich im zweiten Lehrjahr zum Innenraumausstatter in Form einer betreuten Lehre durch eine Arbeitsassistenz. Er ist Single, bisher hat es noch nie eine Partnerschaft gegeben, als Grund nennt der Patient die Sorge, verletzt zu werden.

Die Eltern seien zum Zeitpunkt seiner Geburt ein Paar gewesen, wobei die Schwangerschaft ungeplant gewesen sei. Aufgrund vieler Streitigkeiten hätten die Eltern sich nach seinem zweiten Geburtstag getrennt. Nach der Trennung der Eltern hätte er keinen Kontakt mehr zur Mutter gehabt. Er wisse auch jetzt nichts über die Mutter, sie »könnte bereits tot sein«. Dem Vater sei es nicht gelungen, ihn ausreichend zu versorgen. Bereits im Volksschulalter sei er auf sich allein gestellt gewesen. Er habe häufig die Tage und auch die Wochenenden alleine verbracht. Der Vater hätte gearbeitet oder war bei seiner Freundin. Die Freundin des Vaters

konnte ihn nicht leiden, er fühlte sich ausgeschlossen. Es hätte Tage gegeben, an denen er den Vater kaum gesehen hätte, auch wenn er sich am gemeinsamen Wohnsitz aufgehalten habe. Als er 13 Jahre alt war, unternahm er den ersten Suizidversuch; die Anspannung sei unerträglich gewesen, die Selbstverletzungen hätten nicht mehr ausgereicht.
Heute denkt er sich, es wäre besser gewesen, die Eltern hätten ihn abgetrieben.

Auch wenn die Mehrzahl der Borderline-Patient:innen in ihrer frühen Entwicklung tiefgreifenden traumatisierenden Erfahrungen eines sexuellen, körperlichen oder emotionalen Missbrauchs ausgesetzt war (Sabon 1997) und es speziell bei hospitalisierten Patient:innen eine besonders enge Assoziation zwischen BPS und sexuellem Missbrauch zu geben scheint, kann die vor allem bei Psychotherapeut:innen weitverbreitete Annahme, es handle sich bei der BPS um eine komplexe posttraumatische Belastungsstörung, derzeit wissenschaftlich nicht bestätigt werden. Immerhin zeigen 80 % der Erwachsenen mit der Anamnese eines sexuellen Missbrauchs keine offenkundigen psychopathologischen Auffälligkeiten (Paris 1997), während andererseits bis zu 40 % der Borderline-Patient:innen keine relevante Traumaerfahrung aufweisen (Figueroa a. Silk 1997). Aus epidemiologischer Sicht ist damit sexuelle Traumatisierung weder eine notwendige noch eine hinreichende Bedingung für die Entwicklung einer Borderline-Störung. Vielmehr könnten sowohl frühe Traumata als auch eine genetische Disposition zu der für die BPS zentral bedeutsamen Störung der Affektregulation mit starken aversiven Affekten führen, während frühe Traumata zudem die Wahrscheinlichkeit der Entstehung anderer psychischer Störungen wie Depression, Angststörungen, Somatisierungsstörungen oder Abhängigkeitserkrankungen erhöhen.

Gerade wenn die frühe Eltern-Kind-Beziehung als wichtiger Entstehungsfaktor betrachtet wird, darf nicht übersehen werden, dass dabei auch das Temperament des Säuglings für das Gelingen ausschlaggebend ist: Leicht irritierbare und schwer beruhigbare Säuglinge stellen Eltern vor hohe Anforderungen, was häufiger zu Störungen in der Eltern-Kind-Interaktion führt. Die Persönlichkeitsentwicklung wird damit als Ergebnis von Wechselwirkungen zwischen dem Temperament des Säuglings bzw. Kleinkindes und dem Erziehungsstil der Eltern konzeptualisiert.

3.4 Der systemische Blick auf die Borderline-Störung

Unseres Wissens liegt in der Literatur bislang kein Vorschlag für eine umfassende systemische Konzeptualisierung der Borderline-Störung vor. Hans Lieb (1998, 2014a) betont in seinen Ausführungen vor allem epistemologische Mängel an der diagnostischen Kategorie der Persönlichkeitsstörung und zeigt auf, welche Gefahren für die therapeutische Arbeit mit der expliziten Vergabe von Persönlichkeitsstörungsdiagnosen einhergehen. Diese sehr wertvolle Perspektive wird im Abschnitt 6.2.4 weiterverfolgt.

Ebbecke-Nohlen (2007) konzeptualisiert die Borderline-Störung aus systemischer Sicht als ein spezifisches Erlebnis- und Interaktionsmuster, das sich durch »eine besondere Organisation von Ambivalenz« auszeichnet. Diese entstehe vor dem Hintergrund von dysfunktionalen und dadurch oft widersprüchlichen Interaktionsmustern (wie Vernachlässigung oder Grenzüberschreitungen bis zum Missbrauch, häufig im Zusammenspiel mit elterlichen psychischen Erkrankungen oder Substanzmissbrauch in der Familie) in den Ursprungsfamilien, auch auf transgenerationaler Ebene. Die hohe Ambivalenz von Klient:innen resultiert demnach aus einer Reaktionsbildung auf die massiv divergenten interpersonellen und emotionalen Anforderungen, die mit diesen familiären Mustern einhergehen, und spiegelt sich im Lebensverlauf auf mehreren Ebenen wider: So sind nicht nur spätere Beziehungen hinsichtlich Nähe und Distanz von einem raschen »Oszillieren« zwischen den beiden Extremen dieser Pole geprägt, auch die Gefühle, Motive und das Selbstbild der Betroffenen sind von diesen extremen Schwankungen betroffen.

Ebbecke-Nohlens systemisches Modell bietet damit eine plausible Erklärung der berichteten und beobachtbaren Verhaltens- und Erlebnisweisen mit Bezug zur familiären Biografie und erlaubt ein primär ressourcenorientiertes Verständnis der Symptome, indem auf »pathologisierende Persönlichkeitsbeschreibungen und Theorien« verzichtet wird. Stimmungsschwankungen, chaotisches Beziehungsverhalten und andere Symptome werden als besondere Organisation von Ambivalenz und damit als »Fähigkeit, gut für sich zu sorgen und Beziehungen nach Bedarf zu gestalten« umgedeutet. Dieses Reframing geht einher mit Neutralität gegenüber den ambivalenten Wünschen und Anteilen und fordert eine differenzierte Auftragsklärung, in der durch Fokussierung des Sinns der Symptomatik der eigene Anteil an interaktionellen Problemen beleuchtet und damit letztlich eine eigenverantwortliche Haltung der Klient:innen angeregt wird. Als zentrales therapeutisches Element wird ein fortwährendes spezifisches Management der Ambivalenzen genannt, wobei darauf verzichtet wird, diese durch die Einnahme einer Position gegenüber der jeweils anderen (ein »Entweder-oder«) aufzulösen. Vielmehr soll den Ambivalenzen durch die Einführung einer »Sowohl-als-auch«-Perspektive sowie einer konsekutiv abwechselnden Realisierung widerstrebender Bedürfnisse im Zeitverlauf der Belastungscharakter genommen werden.

Dies sind wertvolle Perspektiven und Vorgehensweisen, die in vielen Therapien gewinnbringend genützt werden können. Allerdings glauben wir, dass speziell bei schwereren Ausprägungen ein Verständnis der Borderline-Störung als spezifisches Muster der Organisation von Ambivalenz zu kurz greift. Auf der Ebene des ätiologischen Verständnisses marginalisiert eine solche Perspektive die Bedeutung von Temperamentsfaktoren sowie den Einfluss von psychotraumatologischen Aspekten. In der Fachwelt gilt es als wissenschaftlich erwiesen und empirisch abgesichert, dass diese Einflussfaktoren einen nachhaltig negativen Einfluss auf das Selbsterleben von Betroffenen haben und dass sie deren Möglichkeiten, das eigene Verhalten vor dem Hintergrund teilweise extremer emotionaler Zustände willentlich und konstruktiv zu regulieren, erheblich einschränken. Dies legt insofern eher eine Perspektive des »Nichtkönnens« (siehe Abschnitt 4.5) nahe.

Wenn andererseits die fortwährende Nichtveränderung ausschließlich als fehlende Motivation, auf den Nutzen der Symptome zu verzichten, verstanden wird und systemische Therapeut:innen ihre veränderungsneutrale Haltung nicht zumindest punktuell verlassen, bleiben möglicherweise hilfreichere Perspektiven und Vorgehensweisen ungenützt: beispielsweise die Vermittlung von effektiven Methoden zur Regulation extremer emotionaler Zustände oder auch motivationale Unterstützung dabei, alternative Muster zu gewohnten und ich-syntonen, aber hochgradig dysfunktionalen, weil problemaufrechterhaltenden FDV-Mustern (wie massive Selbstentwertungen und Selbstbestrafungen) zu entwickeln und zu verfolgen. Ähnliche Überlegungen und Anpassungen gibt es übrigens auch für tiefenpsychologische Verfahren, da hier eine strikt abstinente Haltung von Therapeut:innen als nicht hilfreich betrachtet wird (vgl. Abschnitt 4.5).

Die Annahme, dass ein klassisch systemisches Vorgehen in Form einer Kurztherapie mit wenigen Therapiesitzungen in geringer Frequenz regelhaft geeignet sei, bei Klient:innen mit diagnostizierter Borderline-Störung eine nachhaltige Verbesserung zu erzielen, ist empirisch jedenfalls nicht haltbar. Daher überrascht es nicht, dass überall dort, wo sich systemische Ansätze in institutionellen Kontexten der Borderline-Behandlung bewähren müssen, ein methodenintegrativer Ansatz gewählt wird (vgl. die Arbeit im familientherapeutischen Zentrum [FaTZ] Neckargemünd, s. Abschnitt 8.1, oder die »Systemisch-Interaktionelle Gruppentherapie für Patient:innen mit ›Borderline-Störung‹« in Abschnitt 8.2).

Auch im Lehrbuch von Schweitzer und von Schlippe (2016, S. 152) wird unter anderem MacFarlane[5] zitiert, der die Borderline-Störung als multidimensionale Störung beschreibt, für deren Behandlung Elemente klassischer systemischer Familientherapie mit Methoden und Perspektiven aus psychodynamischen Verfahren und solchen der kognitiven Verhaltenstherapie kombiniert werden sollten (MacFarlane 2004). Ebenso finden sich in der Darstellung von Kirsten von Sydow (2018) ausführliche Verweise auf DBT und

5 Anmerkung: In der hier zitierten Auflage des Lehrbuchs wird an der genannten Stelle fälschlicherweise Marley zitiert, während eigentlich MacFarlane gemeint ist.

strukturbezogene Psychotherapie sowie auf die notwendige Hierarchisierung der Therapieziele, auf die wir im Abschnitt 6.2.3 noch eingehen werden.

Wir schließen uns einem solchen integrativ orientierten Verständnis an und glauben, dass eine kybernetische Perspektive geeignet ist, die bekannten ätiologischen Faktoren in ihrer Wechselwirkungsdynamik zu erfassen. Demnach sind psychosoziale Probleme nicht Folge von eindeutig identifizierbaren »Ursachen«, sondern entstehen als Resultat vielfältiger zirkulärer Prozesse in biologischen, psychischen und sozialen Systemen. Im Laufe der Zeit können sich infolge dieser zirkulären Wechselwirkungen stabile psychosoziale Muster entwickeln, die die Freiheitsgrade der Beteiligten massiv einschränken und »Störungscharakter« annehmen, ohne dass dies auf eine bestimmte eindeutig zuordenbare Ursache zurückzuführen ist. Von Schlippe und Schweitzer (2012, S. 157) sprechen hier von einer »Verkettung von unglücklichen Umständen«. Das folgende Fallbeispiel zeigt, dass bei einer entsprechend hohen interpersonellen Hypersensitivität sich auch unter relativ »normalen« Bedingungen eine Borderline-Symptomatik entwickeln kann.

Flora ist 22 Jahre alt, aufgewachsen mit der um drei Jahre älteren Schwester, die Grafikdesign an der Universität studiert. Die Mutter ist gelernte Bürokauffrau, war nach der Geburt der beiden Töchter einige Jahre Hausfrau, arbeitet seit vier Jahren wieder geringfügig in einem Büro. Der Vater ist IT-Techniker und arbeitet in einer Software-Firma.
Flora absolvierte neun Pflichtschuljahre. Die schulischen Leistungen seien »befriedigend« gewesen, wobei sie sich für das Lernen nur schwer begeistern konnte. Obwohl sie das letzte Schuljahr als »die beste Zeit ihres Lebens beschrieb«, da sie dort auf das Arbeitsleben vorbereitet worden wäre, habe es dennoch genau damals begonnen, schwierig zu werden. Die Lehre zur Einzelhandelskauffrau habe sie nach einem halben Jahr abgebrochen, da der Filialleiter sie vor ihren Kolleg:innen »blamiert« habe. Auf die Frage, was denn da geschehen sei, meinte Flora: »So genau kann ich das jetzt auch nicht mehr sagen, er hatte einfach was gegen mich. Und die Kolleg:innen haben auch über mich gelästert, niemand mochte mich.« Überhaupt sei sie sehr einsam, sie werde oft ausgenutzt, vergleiche sich oft mit anderen und werde dann neidisch, da sie immer weniger Aufmerksamkeit als andere bekomme.

Eigentlich hätte das schon in der Volksschule angefangen.
Flora hat mehrere Ausbildungen begonnen, die Integration in den ersten Arbeitsmarkt ist nicht gelungen. Aktuell befindet sie sich in einem beruflichen Rehabilitationsprogramm und wohnt noch zu Hause bei den Eltern. Seit drei Jahren sei sie in einer Beziehung mit einem Spanier, den sie im Rahmen seines einjährigen Auslandsaufenthaltes in Österreich kennengelernt habe. Er lebt mittlerweile wieder in Spanien, sie würden sich zwei Mal im Jahr persönlich sehen, ansonsten bestehe nur telefonischer Kontakt.
Aktuelle Symptomatik: hohe Kränkbarkeit, selbstverletzendes Verhalten, Stimmungsschwankungen, suizidale Gedanken, weshalb es immer wieder zu akutpsychiatrischen Aufenthalten kommt.

Im Unterschied zu den meisten anderen Therapiemethoden, deren biografisches Interesse sich vor allem auf die frühe Kindheit richtet, sollten aus systemischer Sicht auch die Adoleszenz und das frühe Erwachsenenalter berücksichtigt werden: Ein wesentlicher Faktor für die Entwicklung einer Borderline-Störung ist das Scheitern an den Entwicklungsaufgaben in dieser Lebensphase. Individuation, das Entwickeln von Lebenszielen im Rahmen eigener Wertvorstellungen, das Eingehen und die Gestaltung intimer Beziehungen stellen die emotionale Regulationsfähigkeit auf eine harte Probe. Wenn es keine geeigneten Rollenvorbilder gibt, wenn sich ein bestimmter Stil durch problematische Verhaltensmuster in der Peergroup festigt (egal, ob es sich dabei um Ritzen, Diäten oder Ladendiebstähle handelt) und die Orientierungslosigkeit angesichts heterogener Wertvorstellungen steigt, so scheint die Ausbildung einer BPS wahrscheinlicher zu sein. Die Adoleszenz ist damit für die gesunde Reifung der Persönlichkeit eine extrem wichtige Phase, wenn auch in der Fachliteratur deutlich weniger berücksichtigt als die frühe Kindheit. In der therapeutisch motivierten Auseinandersetzung mit der Biografie sollte die Adoleszenz jedoch keinesfalls vernachlässigt werden, weil sie im Unterschied zur kindlichen Erfahrung nicht nur die Auseinandersetzung mit dem »Erlittenen«, sondern auch mit eigenen Entscheidungen, Werten und Überzeugungen sowie deren Wandlungsfähigkeit ermöglicht. Nicht zufällig wurde den Entwicklungsaufgaben in der Adoleszenz in der frühen familientherapeutischen Fachliteratur große Bedeutung beigemessen: »Bezogene Individuation« (vgl. Stierlin 1982), das Ziel in dieser Lebensphase, dürfte von wenigen Borderline-Betroffenen erreicht worden sein und stellt damit aus systemischer Perspektive neben den intrapsychischen Veränderungsprozessen einen wichtigen therapeutischen Fokus dar.

4 Störungsspezifische Therapieansätze

Im Band *Persönlichkeitsstörungen* (Wagner, Henz u. Kilian 2016, S. 85–105) wurde in großer Ausführlichkeit auf die verschiedenen Therapieansätze, die zur Behandlung von Persönlichkeitsstörungen entwickelt worden sind, eingegangen. Um zu große Überlappungen zu vermeiden, sind diese Inhalte in diesem Band nur mehr knapp dargestellt. Dass wir darauf nicht ganz verzichten wollen, hat gute Gründe, die wir zu Beginn kurz darlegen wollen.

Seitens Psychoanalyse und Verhaltenstherapie wurden in den letzten Jahren Therapieansätze entwickelt, die den spezifischen Anforderungen in der Behandlung von Borderline-Störungen Rechnung tragen: die *Dialektisch-Behaviorale Therapie* und die *Schematherapie,* die man als Weiterentwicklungen der Verhaltenstherapie verstehen kann, sowie die *übertragungsfokussierte Therapie,* die *strukturbezogene Therapie* und die *mentalisierungsbasierte Therapie,* die sich auf psychodynamische Grundannahmen zurückführen lassen. An fast allen spezialisierten stationären Einrichtungen wird eine dieser Behandlungsmethoden angeboten, nur für diese Methoden liegen kontrollierte Studienergebnisse über die Wirksamkeit der Behandlung bei Patienten mit Borderline-Störungen vor. Da sich andere Therapiemethoden, v. a. humanistische und systemische, bisher kaum mit der Konzeptualisierung von »Persönlichkeitsstörungen« beschäftigt haben, müssen wir diesen »Problembesitz« zunächst zur Kenntnis nehmen und detailliert prüfen, welches Störungs- und Wirkverständnis im Zusammenhang mit »Persönlichkeitsstörungen« mit systemtheoretischen Grundannahmen am besten zu vereinbaren ist. Genau dies soll das vorliegende Buch leisten.

Im systemischen Diskurs wurde immer wieder Skepsis gegenüber der in Paradigmen der (Bio-)Medikalisierung verorteten empirischen Psychotherapieforschung und ihrer Methodik artikuliert. Unabhängig von diesen Einwänden sollte doch berücksichtigt werden, dass diese spezialisierten Zugänge das Ergebnis gezielter Bemühungen von Kliniker:innen darstellen, nützlichere Konzepte für die Unterstützung von Klient:innen zu entwickeln, die unter spezifischen und in der Regel auch therapeutisch besonders herausfordernden Symptomen leiden. Und unabhängig davon, ob diese Symptome nun explizit als Borderline-Störung thematisiert werden, scheint ein Bedarf an adaptierten und erprobten Vorgehensweisen und Methoden unserer Erfahrung nach definitiv gegeben.

Bei der inhaltlichen Auseinandersetzung mit all diesen Behandlungsansätzen wird nämlich deutlich, dass zu diesem Zweck das schulenspezifische Vorgehen jeweils umfassend modifiziert und teilweise Ideen anderer Therapiemethoden integriert wurden. Kurz gesagt: um Menschen mit einer »Borderline-Störung« erfolgversprechend zu behandeln, mussten sowohl die Verhaltenstherapie als auch die Psychoanalyse gewohnte therapeutische Bahnen verlassen, bisherige Paradigmen überdenken und schulenspezifische Engführungen überwinden. Es wäre bei allem gerechtfertigten Vertrauen in unsere etablierten therapeutischen Vorgehensweisen verblüffend, wenn ausgerechnet die systemische Therapie von diesem Bedarf ausgenommen wäre.

Außerdem sei auch noch einmal darauf verwiesen, dass sich Therapeut:innen mit der fortschreitenden Etablierung der Systemischen Therapie in (versorgungs)psychiatrischen Kontexten auch immer häufiger in direkter Zusammenarbeit mit Vertreter:innen anderer Therapiemethoden wiederfinden. Andere therapeutische Ansätze, deren Terminologie und Grundannahmen zu kennen, erleichtert hier nicht nur die Kommunikation, sondern ist auch im Umgang mit Klient:innen relevant, da diese vor allem bei schweren Krankheitsverläufen im Rahmen von langjährigen und multiprofessionellen Behandlungen mit unterschiedlichen Konzepten konfrontiert sind.

4.1 Otto Kernbergs übertragungsfokussierte Therapie

Für ein psychoanalytisches Störungsverständnis ist die Unterscheidung der »frühen« Störungen von den neurotischen Störungen zentral. Bei den sogenannten »frühen« oder »strukturellen Störungen« sind die Ich-Funktionen schwächer ausgebildet und damit störungsanfälliger. Bereits Freud bemerkte, dass diese

»Störungen des Ichs« durch die klassische Psychoanalyse nicht bearbeitet werden konnten, dafür brauche es »andere technische Methoden« (Freud 1916). Einige Jahrzehnte nach Sigmund Freuds Thesenbildung entwickelte sich auf der Basis empirischer Säuglings- und Kleinkindforschung ein neuer Zugang, die *Objektbeziehungstheorie,* in der der frühen Mutter-Kind-Beziehung zentrale Bedeutung dafür zugemessen wurde, wie eine Person die Welt und sich selbst wahrnimmt und wie sie künftige Beziehungen gestaltet.

Otto Kernberg baute sein Konzept von »Persönlichkeitsstörungen« im Wesentlichen auf diesem theoretischen Gebäude auf. In Weiterentwicklung der klassischen Psychoanalyse wird auch in der übertragungsfokussierten Therapie (engl. *transference-focused psychotherapy,* kurz: TFP) (Yeomans, Clarkin u. Kernberg 2018) die therapeutische Beziehung fokussiert, v. a. um die feindseligen Einstellungen von Klient:innen, die sich in spezifischen Übertragungsphänomenen äußern, zu bearbeiten. Dafür werden vor allem die negativen Affekte der Klient:innen therapeutisch aufgegriffen und angesprochen. Die TFP erfordert eine aktivere therapeutische Haltung im Vergleich zur abstinenten Haltung in der klassischen Psychoanalyse und fokussiert mehr das Hier und Jetzt der Übertragungsbeziehung als das »Dort und Damals« der biografischen Rekonstruktion. So wird versucht, nicht nur eine Veränderung auf der Symptomebene herbeizuführen, sondern auch die Persönlichkeitsstruktur der Betroffenen nachhaltig zu verbessern. »Typische« Interventionen der TFP sind Klärung, taktvolle Konfrontation und Deutung des Übertragungsgeschehens. Behandlungshindernisse, Widerstände und Rückfälle werden immer wieder explizit besprochen und der neue Umgang damit eingeübt. Die Interventionsprinzipien werden manualisiert vorgegeben, ein differenzierter Leitfaden beschreibt die Behandlungstechnik in den verschiedenen Therapiephasen.

Vor der eigentlichen Behandlung wird eine eingehende Diagnostik des Persönlichkeitsorganisationsniveaus (siehe dazu auch Abschnitt 5.3) durchgeführt und eine Art Therapievertrag erarbeitet, der den Umgang mit Suizidalität, Selbstverletzung, Suchtmittelmissbrauch etc. festlegt. Dabei wird geklärt, ob Klient:innen für eine ambulante Behandlung stabil genug sind oder ob zunächst eine stationäre Behandlung indiziert ist.

4.2 Peter Fonagy, J. G. Allen und das Konzept der Mentalisierung

Auch Peter Fonagy hat psychoanalytische Wurzeln, entwickelte aber einen anderen Zugang zu strukturellen Störungen als Otto Kernberg, nämlich das *Mentalisierungskonzept,* eine psychoanalytisch-intersubjektive Theorie, die sich konzeptuell auch auf Forschungsergebnisse anderer Disziplinen stützt, z. B. der Bindungsforschung, der Entwicklungspsychologie, der Affektforschung und der Neurobiologie.

In einer sicheren Bindungsbeziehung besteht ein ständiger sozialer Austausch zwischen Bezugsperson und Kind. Dadurch lernt der Säugling bzw. das Kleinkind zunehmend, Affekte zu unterscheiden, zu verstehen und zu kontrollieren und in weiterer Folge auch, die eigene Aufmerksamkeit zu steuern. Ab dem vierten Lebensjahr ist die grundlegende Fähigkeit zur Mentalisierung meist ausgebildet. Das Kind hat dann die »Fähigkeit, das eigene Verhalten oder das Verhalten anderer Menschen durch Zuschreibung mentaler Zustände zu interpretieren« (Fonagy et al. 2004). Mütter oder andere Bezugspersonen, die dem Kind in den ersten Lebensjahren helfen, ihre Gefühle einzuordnen und sich ihm als authentisches Gegenüber präsentieren, stärken damit die Mentalisierungsfähigkeit. In der gesunden Mutter-Kind-Beziehung werden emotionale Vorgänge ausreichend ausgetauscht und versprachlicht, wodurch die Aufmerksamkeit des Kindes auf seine innerseelischen Vorgänge gerichtet wird. Das Kind lernt so, sowohl die eigenen Gefühle als auch die wichtiger Anderer zu verstehen. Fehlt diese Unterstützung oder ist sie stark eingeschränkt, so lernt das Kind nicht, Affekte bewusst wahrzunehmen, zuzuordnen und zu reflektieren. Die Folge ist eine Beeinträchtigung der Selbstwahrnehmung und eine mangelnde oder fehlende eigenständige Kontrolle von Emotionen. Die innere Welt wird als »überreal« empfunden und es kann keine regulierende Distanz zu den eigenen Affekten aufgebaut werden. Es entstehen emotionsgeleitete stereotype Verhaltensweisen und ein Mangel an Einfühlung in das Gegenüber.

Die *mentalisierungsbasierte Therapie* (kurz: MBT) versteht sich in diesem Sinn als eine Art Nachhilfe: Klient:innen lernen, zu »mentalisieren«, also Affekte mit Kognitionen zu versehen. In der Therapie beginnen sie, sich den Sinn eigener und fremder Verhaltensweisen zu erklären, indem diese mit Bedürfnissen, Gefühlen und Überzeugungen verknüpft werden. Von Therapeut:innen wird also eine meta-kognitive Kompetenz eingeführt: die Fähigkeit, »über Denken und Fühlen nachzudenken«. Dabei geht es nicht um »Einsicht«, sondern um das Erlernen einer Kompetenz: die Verbesserung und Stabilisierung der Mentalisierungsfähigkeit. Dieser bewusste Vorgang, also das Interpretieren von Gefühlen, Gedanken und Handlungen, dient letztlich auch der Emotionsregulation.

Auch die mentalisierungsbasierte Therapie stützt sich, wie die TFP, auf ein detailliert ausgearbeitetes und manualisiertes Behandlungskonzept (Bateman u. Fonagy 2007) und wurde vornehmlich für Borderline-Patient:innen entwickelt. Die Therapie erstreckt sich über einen Zeitraum von mindestens einem Jahr, wobei Einzel- und Gruppensitzungen einander abwechseln.

4.3 Die Dialektisch-Behaviorale Therapie nach Marsha Linehan

Marsha Linehan (1996) entwickelte den Behandlungsansatz der *Dialektisch-Behavioralen Therapie* (kurz: DBT) speziell für chronisch suizidale Borderline-Patientinnen. Er wurde in den letzten 25 Jahren von fast allen spezialisierten stationären Behandlungseinrichtungen im deutschen Sprachraum angewandt und gilt damit noch immer als »Goldstandard« bei der stationären Therapie von Borderline-Persönlichkeitsstörungen. Im deutschen Sprachraum ist die Dialektisch-Behaviorale Therapie vor allem von Martin Bohus (2002, 2007) verbreitet worden. Die BPS wird dabei im Wesentlichen als eine Störung der Emotionsregulation und der Spannungstoleranz verstanden.

Die DBT beruht auf zwei Säulen: der Beziehungsarbeit in Einzelsitzungen und dem Training psychosozialer Fertigkeiten innerhalb einer Gruppe. Das Skillstraining liegt in manualisierter Form vor (Linehan 1996), dauert sechs Monate und zielt neben der Verbesserung der Spannungs- und Emotionsregulation v. a. auf die Verbesserung der zwischenmenschlichen Beziehungen und der Selbstakzeptanz bzw. »Achtsamkeit« ab. In den Gruppensitzungen werden dafür grundlegende »Bewusstheitsfertigkeiten« (beobachten, beschreiben, eine nicht wertende Haltung einnehmen) eingeübt: Klient:innen sollen lernen, das Erlebte in Worte zu fassen und dabei Gedanken und Gefühle von Ereignissen zu unterscheiden. Durch das Erlernen von Selbstberuhigung und radikaler Akzeptanz soll die Stresstoleranz verbessert werden.

Zur Verbesserung der Emotionsregulierung werden Klient:innen zunächst unterstützt, ihre Gefühle zu beobachten, zu beschreiben und zu benennen sowie die Bedeutung und Auswirkungen der Gefühle zu verstehen. Einzelne Arbeitsblätter bieten Anleitung dafür, wie man emotionale Verwundbarkeit verringern, positiven Gefühlen mehr Raum geben, schmerzliche Gefühle loslassen und unspezifische Risikofaktoren (Schlaf, Essen, psychoaktive Substanzen etc.) minimieren kann. Indem Klient:innen aufgefordert werden, positive Aktivitäten und deren Auswirkungen zu dokumentieren sowie die Achtsamkeit für positive Erfahrungen zu fördern, wird auch das Prinzip der Ressourcenorientierung realisiert (vgl. Bohus u. Wolf-Arehult 2013).

Da Borderline-Patient:innen gleichermaßen lernen müssen, ihren Gefühlen zu trauen wie auch dem Handlungsimpuls von Gefühlen *nicht* zu folgen, muss in manchen Situationen auch die Fähigkeit, einem Gefühl zu misstrauen, gefördert werden: »Ein Gefühl ist kein Befehl zu handeln.« Die Klient:innen werden dabei unterstützt zu lernen, wann »entgegengesetztes Handeln« (z. B. schweigender Rückzug statt wütender Beschuldigung) sinnvoller ist. Auch den interpersonellen Fertigkeiten, v. a. der Fähigkeit, sich in angemessener Form für seine Interessen einzusetzen, sind einige Gruppeneinheiten mit Rollenspielen und Arbeitsblättern mit spezifischen Beobachtungsaufgaben und Übungseinheiten gewidmet.

Die Dialektik in der Beziehungsgestaltung (Wechsel zwischen Wärme, Akzeptanz, empathischer Spiegelung und konfrontativen Kommentaren) findet sich in der Konzeptualisierung des Therapieprozesses (Dialektik von Verändern und Annehmen) und in der Einstellung zum »Symptomverhalten« wieder: Jede Dysfunktionalität enthält auch Funktionalität, jede Verzerrung enthält auch Wahrheit. Gerade diese »dialektischen Qualitäten« sind für systemische Therapeut:innen gut anschlussfähig, beinhalten sie doch das optimistische Konzept des *wise mind*, der inneren Weisheit – das Vertrauen darauf, dass Patient:innen das für eine Veränderung nötige Potenzial in sich tragen.

4.4 Schematherapie bzw. Schemamodustherapie

Die *Schematherapie* oder *Schemamodustherapie* ist eine Weiterentwicklung der kognitiven Verhaltenstherapie, die von Jeffrey E. Young in den 1990er-Jahren für die Behandlung von Personen mit einer deutlichen Persönlichkeitsproblematik entwickelt wurde (Young, Klosko u. Weishaar 2005). Die kognitive Verhaltenstherapie geht davon aus, dass Patient:innen am Erlernen von Fertigkeiten zur Überwindung ihrer Beschwerden interessiert sind und daher die ihnen gestellten Aufgaben erfüllen. Bei Menschen mit charakterologischen Problemen ist – so Young – diese Voraussetzung jedoch häufig nicht erfüllt: Neben den Schwierigkeiten in der therapeutischen Beziehung, welche die Kooperationsbereitschaft reduzieren, besteht meist auch ein massives Vermeidungsverhalten im Hinblick auf beunruhigende Gedanken und negative Gefühle. Das Erlernen konstruktiver Bewältigungsmechanismen, wie sie die kognitive Verhaltenstherapie anbietet, setzt aber eine absichtsvolle Auseinandersetzung mit diesen belastenden Inhalten voraus.

In der Schematherapie werden die aktuellen Probleme von Klient:innen in einen biografischen Erklärungszusammenhang gestellt: Schemata sind »Interpretationsmuster«, die in der Kindheit und Jugend als »realitätsbasierte Repräsentationen« der jeweiligen Lebensbedingungen entstehen. Sie werden nicht bewusst erlernt, sondern entwickeln sich als eine Art »Fußabdruck« im neuronalen Netz des Gehirns. Unter günstigen Entwicklungsbedingungen bilden sich adaptive Schemata, die flexibel zur Erfüllung der Grundbedürfnisse eingesetzt werden können. Wenn hingegen die Grundbedürfnisse des Kindes z. B. nach Sicherheit, Anerkennung oder Bindung nachhaltig und massiv verletzt werden, entwickeln sich maladaptive Schemata, die später wesentlich an der Herausbildung von Problemen und Symptomen beteiligt sind. Die Schematherapie versucht nun, unter anderem durch den Einsatz emotiver Techniken die verletzten Grundbedürfnisse hinter den dysfunktionalen Bewältigungsversuchen freizulegen und therapeutisch im Sinne von korrigierenden Erfahrungen zu beantworten.

Für die Arbeit mit Borderline-Patient:innen wurde das Konzept in Richtung »Schemamodus« weiterentwickelt. Prinzipiell werden vier Modi unterschieden: der (gesunde) Erwachsenen-Modus, verschiedene Eltern- und Kind-Modi sowie diverse Bewältigungsmodi, wie z. B. der distanzierte Selbstschutzmodus.

Die Kind-Modi sind nach Youngs Auffassung angeboren und bei allen Menschen zu finden. Kind-Modi werden entsprechend den jeweils aktivierten Gefühlen weiter differenziert in »verletztes Kind« (hilflos, ängstlich und schwach) und »wütendes Kind«, das dazu neigt, aufgrund des Ärgers über nicht erfüllte Bedürfnisse zu handeln, ohne über die Konsequenzen nachzudenken. Im Modus des »impulsiv-undisziplinierten Kindes« verweigert man Anstrengung, gibt schnell auf, ist maßlos, fordernd und rücksichtslos. Im Zustand des »glücklichen Kindes« hingegen fühlen Menschen sich sicher und entspannt.

Unter »inneren Eltern-Modi« werden jene Zustände verstanden, die sich durch die Internalisierung der Forderungen und Bewertungen von frühen Bezugspersonen entwickelt haben. Allerdings werden im Modus-Modell dabei nur die dysfunktionalen Anteile der komplexen Elternintrojekte erfasst (Roediger 2011, S. 117). Diese dysfunktionalen inneren Eltern-Modi zeigen sich in der Therapie in der Form von »negativen inneren Bewertungen«, wie eine innere Stimme, die überhart kritisiert, unerbittlich antreibt oder sagt, dass man sich schämen muss, nicht gut genug ist, sich mehr anstrengen muss, ...

Im Spannungsfeld zwischen den Ansprüchen der Eltern-Modi und den Kind-Modi entwickeln sich Bewältigungs-Modi, wie z. B. der »gefühlsvermeidende Beschützermodus«, der durch passiv-vermeidendes Verhalten, starke Gefühlsabspaltung, Tagträume bis hin zu Dissoziationszuständen gekennzeichnet ist. Klient:innen können auf den ersten Blick gelassen erscheinen und scheinbar unberührt diverse schmerzliche Erfahrungen berichten oder nur über Belangloses sprechen, was es den Therapeut:innen erschwert, mit ihnen in Kontakt zu kommen. Auf andere Bewältigungs-Modi wie den »Unterordnungs-/Selbstaufopferungs-Modus« oder die verschiedenen »überkompensierenden Modi« kann hier nicht weiter eingegangen werden.

Neben all diesen dysfunktionalen Modi verdient der »Modus des gesunden Erwachsenen« besondere Beachtung. Nur in diesem Modus können die von den Kind-Modi vertretenen Grundbedürfnisse in konstruktiver und sozial verantwortlicher Form vertreten und evtl. vorhandene dysfunktionale Eltern-Modi entmachtet werden.

Die Schematherapie und vor allem das Modusmodell definiert sich damit nicht nur durch ein spezifisches Methodeninventar, sondern vor allem durch ein typisches Erklärungsmodell der Borderline-Störung: Das Symptom(-verhalten) wird verstanden als Bewältigungsstrategie vor dem Hintergrund des inneren Spannungsfeldes zwischen den affektgeladenen, drängenden Kind-Modi, die unmittelbar auf die Nicht-Erfüllung von Grundbedürfnissen reagieren (ängstliches, verletztes, wütendes inneres Kind – primäre Emotionen), und den internalisierten Verboten, Abwertungen oder Forderungen der Eltern-Modi.

Das Interventionsrepertoire umfasst neben den typischen kognitiv-behavioralen Techniken auch Imaginationsübungen, die Bearbeitung biografischer Szenen mit hypnotischer Altersregression und Teilearbeit mit Dialogen zwischen den verschiedenen Modi. Eine ausführliche Auseinandersetzung mit der Schematherapie und dem Modusmodell aus systemischer Perspektive findet sich in Wagner u. Russinger (2016).

4.5 Strukturbezogene Psychotherapie nach Gerd Rudolf

Die *strukturbezogene Psychotherapie* nach Gerd Rudolf (2006) gehört zwar nicht zu den »Big Four« der gut evaluierten Therapiemethoden zur Behandlung der Borderline-Störung, sie soll an dieser Stelle dennoch erwähnt werden, weil Rudolf mit hoher Plausibilität begründet, warum für psychoanalytische Behandlungen die Unterscheidung zwischen neurotischen und strukturellen Störungen zentral bedeutsam ist. Die strukturellen Defizite stellen die Grundlage der Borderline-Störung dar. Aus unserer Sicht ist diese Unterscheidung auch für systemische Therapeut:innen nützlich. Die neurotische Persönlichkeitsorganisation kann laut Rudolf im Wesentlichen als Überanpassung verstanden werden: Eigene Bedürfnisse, Handlungsimpulse und Emotionen werden unterdrückt und verdrängt, weil anstehende konflikthafte Auseinandersetzungen gefürchtet oder vermieden werden. Die Rechte der eigenen Person und/oder die Möglichkeiten, diese zu vertreten, werden als gering eingeschätzt und die Bedeutung des Gegenübers als gefährliche oder strafende Instanz wird überschätzt. Daher werden eigene Bedürfnisse und Affekte nicht zum Ausdruck gebracht, habituell unterdrückt und evtl. ganz aus dem bewussten Erleben verdrängt. Empfindungen der Gedrücktheit, Ängstlichkeit und des Selbstzweifels herrschen vor, Wut und Ärger werden aus dem bewussten Erleben ferngehalten.

Im Unterschied dazu werden bei strukturellen Störungen negative Emotionen so heftig erlebt, dass Steuerungs- und Handlungsfähigkeit verloren gehen. Es besteht keine Toleranz für die andrängenden intensiven und undifferenzierten Affekte. Da die Betroffenen versuchen, innere Spannungszustände im Außen zu bekämpfen, werden wichtige Bezugspersonen als böse und verfolgend wahrgenommen. Positive Beziehungserfahrungen hinterlassen keine Spuren und wirken nicht regulierend. Als »Notlösung« kommt es zu Substanzkonsum, dissoziativem Erleben oder selbstverletzendem Verhalten.

Gerd Rudolf (2006) macht deutlich, dass bei Vorliegen einer strukturellen Störung die psychoanalytische Behandlungspraxis modifiziert und vor allem die zentrale Idee abgewehrter/verdrängter Bewusstseinsinhalte in ihrer Bedeutung relativiert werden muss: »Dieser Ansatz, der auf verdrängte unbewusste Bedürfnisintentionen zielt, bleibt bei strukturellen Störungen wirkungslos.« Analog dazu wäre aus systemischer Perspektive die Unterstellung einer positiven Funktion des Symptoms kritisch zu überprüfen. In den meisten Fällen geht es darum,

> »eine psychische Funktion, die der Patient mangels früher emotionaler Unterstützung nur unzureichend ausbilden konnte, zuerst einmal in sein Blickfeld zu rücken, sodass er sich mit der Tatsache seiner Einschränkung auseinandersetzen kann« (Rudolf 2006, S. 144).

Die Schlussfolgerungen, die Rudolf für die psychoanalytische Behandlung formuliert, sind in einem erstaunlichen Ausmaß auch für systemische Therapien zutreffend:

- Phänomene, die auf fehlende strukturelle Fähigkeiten zurückzuführen sind (strukturelles Unvermögen), dürfen nicht als intentional oder als funktional missverstanden werden.
- Es sollte kein verborgenes Bedürfnis unterstellt werden, um das dysfunktionale Erleben/Verhalten zu begründen.
- Es sollte auch kein Ziel konstruiert werden, auf das es gerichtet ist.

Strukturelle Störungen müssen daher unter der Perspektive des »Nicht-Könnens« betrachtet werden, selbst wenn in der Symptomatik Aspekte von Bewältigung und Selbstschutz vermutet werden können.

> Die Leitfrage lautet also: »Welche (strukturellen) Fähigkeiten müssen gestärkt werden, um Lebensprobleme besser bewältigen zu können?«

Im Abschnitt 6.2.2 werden wir begründen, warum wir die Berücksichtigung der strukturellen Fähigkeiten auch für systemische Therapien für sinnvoll halten.

Das basale Interventionsrepertoire bei strukturellen Störungen besteht im interessierten, wohlwollenden Nachfragen und Einladungen zur Selbstreflexion: »Wie erleben Sie solche Situationen? Was bedeutet das Verhalten Ihrer Frau für Sie?« Die Kommentare der Therapeut:innen können dabei entweder mehr bestätigend-validierend ausfallen oder aber Alternativen anbieten, etwa in der Form: »Ich finde es erstaunlich, dass Sie in so einer Situation wütend werden, man könnte auch ...« In jedem Fall sollen die realistische Selbstwahrnehmung und die Vertrautheit mit innerseelischen Vorgängen (Emotionen, Bedürfnissen, Impulsen etc.), aber auch die realistische Wahrnehmung wichtiger Anderer gefördert werden. Hier finden sich wesentliche Parallelen zum Konzept der Mentalisierung. Die Therapeut:in kann dabei Zusammenhänge, Parallelen oder Widersprüche in den Narrativen der Klient:innen aufzeigen und diese dabei unterstützen, neue Sichtweisen zu entwickeln.

Da Personen mit strukturellen Defiziten dazu tendieren, situationsabhängig ganz unterschiedliche Sichtweisen von sich und wichtigen Anderen zu präsentieren, weil ihre »innere Radikalität« eine ausgewogene Einerseits-andererseits-Einschätzung verunmöglicht, dient die Therapeut:in auch als »wohlwollende Chronist:in«, die als gute Zuhörer:in Ereignisse und Erfahrungen aus dem gemeinsamen Therapieprozess sammelt und zur Verfügung stellt, wenn diese den Klient:innen gerade abhanden gekommen sind (z. B. »Jetzt erleben Sie Ihren Freund als kontrollierend, abwertend und verfolgend, aber ich erinnere mich noch an letzten Monat, als Sie gerührt berichtet haben, wie er sich liebevoll um Sie gekümmert hat und sehr verständnisvoll reagiert hat, als Sie ...«).

Aus struktureller Perspektive wird ein eher bescheidenes Intervenieren nahegelegt. Es geht nicht um großräumige, erlebnisintensivierende und affektaktualisierende Interventionen, wie sie z. B. die Schematherapie vorsieht, sondern um die Förderung von Selbstwahrnehmung und Beziehungsfähigkeit. Nur wer seine eigenen inneren Regungen versteht, seine Emotionen im Zusammenhang mit eigenen Bedürfnissen deuten und mögliche destruktive Impulse regulieren kann, wird mittelfristig befriedigende Beziehungserfahrungen machen. All diese Überlegungen sind für systemische Therapeut:innen in hohem Maße anschlussfähig, sodass sich auch viel davon in Kapitel 6 wiederfindet, in dem das störungsspezifische systemische Vorgehen bei der Behandlung von Personen mit einer Borderline-Störung dargestellt wird.

4.6 Good Psychiatric Management (GPM) nach John Gunderson

Neben den bereits aufgeführten spezialisierten psychotherapeutischen Behandlungsansätzen sollen an dieser Stelle noch die von John Gunderson und seinem Team von der Harvard University formulierten Prinzipien Erwähnung finden: Er nennt es das »good psychiatric management« der Borderline-Störung (Gunderson a. Links 2014; Choi-Kain a. Gunderson 2019). Im Gegensatz zu den bereits vorgestellten Therapieansätzen handelt es sich hierbei aber nicht um eine Weiterentwicklung einer bestehenden Psychotherapiemethode, sondern um ein spezialisiertes Behandlungskonzept für verschiedene auf dem Gebiet psychischer Krankheiten beruflich Tätiger, die kontinuierlich in einem therapeutischen Setting mit Personen mit Borderline-Störungen arbeiten. Die Behandelnden verstehen sich als Case Manager:innen, die in wöchentlichen Terminen in einer supportiven, direktiven und pragmatischen Haltung Klient:innen mit BPS dabei unterstützen, stabilere Lebensbedingungen für sich zu schaffen. Die aktive Förderung von Autonomieressourcen wie Arbeitsfähigkeit und stabilen zwischenmenschlichen Beziehungen (insbesondere auch abseits von erotischen Beziehungen, in denen sich häufig verstärkt problematische Muster realisieren) steht im Zentrum der therapeutischen Bemühungen. Die gezielte Veränderung von intrapsychischen Störungsmustern ist hingegen nicht im Vordergrund. Vielmehr wird angenommen, dass eine Stabilisierung der Lebenssituation durch Unterbrechung von Problemkreisläufen konstruktive Handlungsmöglichkeiten befördert und damit sekundär zur Entwicklung von funktionalen FDV-Mustern oder strukturellen Kompetenzen führt.

Psychoedukation hat einen hohen Stellenwert: Als zentrales Merkmal der Borderline-Störung wird seitens GPM die *interper-*

sonelle Hypersensitivität betrachtet. Im Fokus stehen somit stets die negativen früheren sowie aktuellen Beziehungserfahrungen: Fortlaufende Konflikte in der Familie, im Freundeskreis sowie in Arbeitskontexten reduzieren mittelfristig die soziale Teilhabe und führen akut zu vermehrten negativen Gefühlen, die ihrerseits maladaptive Bewältigungsmuster aktivieren, welche im Sinne eines Teufelskreises dann wiederum die interpersonellen Schwierigkeiten verstärken. Ein solches Verständnis der Borderline-Problematik als zirkuläres Problemmuster in Beziehungskontexten ist für Systemiker:innen gut anschlussfähig.

Während Klient:innen manchmal dazu neigen, die affektiven Leidenszustände (heftige negative Gefühle, Anspannungszustände, Panikattacken, Gefühle der Leere) und Probleme auf der Verhaltensebene (Selbstverletzungen, Suizidversuche, Aggressionsdurchbrüche) losgelöst von ihren interaktionellen Auslösern zu erleben, geht man in diesem Modell davon aus, dass jede Krise durch Beziehungsprobleme ausgelöst wird, auch wenn dies den Betroffenen zum Teil nicht bewusst ist. GPM-Professionals erklären diese interpersonelle Hypersensitivität als eine zumindest teilweise genetisch bedingte Eigenschaft, mit der ein spezieller Umgang erlernt werden muss, was die kooperative Suche nach Bewältigungsmöglichkeiten erleichtert. Es wird davon ausgegangen, dass die Betroffenen zu problematischen Wahrnehmungen und heftigen negativen Emotionen neigen, welche dann wiederum weiterführende Probleme nach sich ziehen. So wird es möglich, den eigenen Anteil der Klient:innen an den problematischen Interaktionen selbstwertschonend zu thematisieren, ohne implizit charakterliche Schwächen oder Intentionalität zu unterstellen. Gleichzeitig entbindet die Konzeptualisierung als eine Veranlagung zu bestimmten Reaktionsmustern die Betroffenen aber nicht davon, Verantwortung zu übernehmen und gemeinsam mit den Therapeut:innen zu überlegen, wie Beziehungen und das Leben insgesamt unter Anerkennung dieser besonderen Empfindlichkeit anders und besser gestaltet werden könnten.

Das Erklärungsmodell der interpersonellen Hypersensitivität wird auch bei der Einbeziehung von Familienmitgliedern verwendet, um gegenseitige Schuldzuweisungen zu reduzieren und die Kooperation aller Beteiligten zu verbessern. Auf die Nützlichkeit dieses Konzepts in der Angehörigenarbeit wird im Abschnitt 9.1 genauer eingegangen.

Ein weiteres für Systemiker:innen gut anschlussfähiges Merkmal von GPM ist die Zielorientierung. Diese realisiert sich in einer expliziten und fortlaufenden Klärung der Therapieziele, auch wenn deren Formulierung nicht vollständig den Klient:innen überlassen wird. Als Ziel für die therapeutische Arbeit soll eine merkbare Veränderung der zentralen Probleme (z. B. die Reduktion von selbstverletzendem Verhalten) bzw. der generellen Lebenssituation und der verfügbaren Ressourcen angeboten werden, was unserem Konzept der »dosierten Selbstbeauftragung« entspricht (vgl. Abschnitt 6.2.3). Der therapeutische Prozess soll regelmäßig gemeinsam mit den Klient:innen auf seine Nützlichkeit hin überprüft werden. Wenn positive Veränderungen ausbleiben, muss überlegt werden, ob die Therapie in der aktuellen Form sinnvoll ist und welche Modifikationen innerhalb der Therapie oder bezüglich des Therapiesettings hilfreich sein könnten.

Im Rahmen von GPM werden nicht nur Angehörige regelmäßig miteinbezogen, Therapeut:innen unterstützen auch aktiv dabei, andere institutionelle Ressourcen wie Sozialarbeit und Berufsrehabilitation in Anspruch zu nehmen, um Klient:innen in Beschäftigungsverhältnisse zu bewegen und die Grundabsicherung zu gewährleisten. Freizeitgruppen und weitere psychosoziale Angebote sollen den sozialen Anschluss und funktionale Beziehungen fördern, fachärztlich-psychiatrische Behandlung dient der Etablierung von medikamentösen Maßnahmen und zur Unterstützung in Krisen. Insbesondere wird auch die Kombination von Einzel- und Gruppentherapie empfohlen. Therapeut:innen als Case Manager:innen regen dabei über die Psychotherapie hinausgehende Maßnahmen zur Förderung einer gesunden oder zumindest nicht selbstschädigenden Lebensgestaltung an.

Erste Vergleichsstudien zeigen, dass das »Good Psychiatric Management« bei der Borderline-Störung ähnlich wirksam ist wie

DBT (vgl. McMain et al. 2009; Gunderson, Masland a. Choi-Kain 2018). Es muss aber betont werden, dass die vorliegenden empirischen Wirksamkeitsnachweise in Quantität und Qualität noch hinter denen der etablierten Therapieverfahren DBT, MBT und Schematherapie rangieren, weshalb GPM im Gegensatz zu diesen in aktuellen Behandlungsleitlinien nicht explizit empfohlen wird. Ein zentraler Vorteil von GPM ist aber, dass der Schulungsaufwand für die Fachkräfte deutlich geringer ist. Alle spezialisierten Therapieformen, die aufgrund der empirisch nachgewiesenen Wirksamkeit in den Behandlungsleitlinien empfohlen werden, können nur unter großem Zeit- und Kostenaufwand erlernt werden. Dementsprechend steht (ähnlich wie bei anderen spezialisierten Therapieformen wie beispielsweise der Traumatherapie) nur eine beschränkte Zahl von zertifizierten und aktiven Therapeut:innen zur Verfügung. Hinzu kommt, dass die Infrastrukturen, die über die individuellen Therapeut:innen hinaus für eine effektive Anwendung der Methoden notwendig sind (z. B. DBT-Krisenhotline, spezifische Therapiegruppen und spezielle Supervisionsangebote), sofern sie überhaupt aufgebaut werden konnten, oft keinen langfristigen Bestand haben und nach einigen Jahren wieder von der klinischen Bildfläche verschwinden.

GPM zeigt insofern auf, dass für eine effektive und sichere Behandlung von Menschen mit Borderline-Störung nicht zwingend langjährige Spezialausbildungen notwendig sind, dass aber ein spezifisches Know-how bezüglich der typischen Problemmuster (u. a. selbstschädigendes Verhalten und Suizidalität, schwankende Therapiemotivation und »Widerstand«, schwierige und teilweise von Aggression geprägte Interaktionen in der therapeutischen Beziehung etc.) vermittelt werden muss, da es sonst zu häufigen Therapieabbrüchen, aber auch zu ineffizienten Verläufen kommt, die zum Teil sogar mit der Gefahr einer Verschlechterung verbunden sein können.

Im Rahmen von GPM werden mit hoher Kontinuität wöchentliche Sitzungen angeboten. Das regelmäßige Setting ist für diese Klient:innen sehr hilfreich, da sie definitionsgemäß unter Ängsten vor Zurückweisung und Verlassenwerden leiden und bei Aktivierung solcher Ängste regelhaft mit problematischen FDV-Mustern wie Aggression oder impulsivem und selbstschädigendem Verhalten reagieren. Im Krisenfall sollen darüber hinaus keine zusätzlichen Therapiesitzungen angeboten werden, um (in Anlehnung an das Kontingenzmanagement der DBT) diese dysfunktionalen Muster nicht durch vermehrte Zuwendung zu verstärken. GPM schlägt vor, für Klient:innen auch zwischen den Sitzungen in einem bestimmten Umfang verfügbar zu sein, wobei aber klar vereinbart sein muss, dass diese Zwischenkontakte so kurz wie möglich zu halten sind und nur der Abwendung von akuten Krisen und Gefährdungssituationen dienen, während therapeutische Interaktionen nur in den explizit vereinbarten Sitzungen stattfinden. Außerdem muss besprochen werden, dass die therapeutische Verfügbarkeit nicht rund um die Uhr gegeben ist und dass Klient:innen die in der Therapie erarbeiteten kriseninterventionellen Vorgehensweisen *(safety plans)* eigenständig durchführen müssen. Für Therapeut:innen, die eine solche Verfügbarkeit nicht anbieten können oder wollen, sind auch Set-ups denkbar, in denen Klient:innen Kriseninterventionen zwischen den Sitzungen andernorts (Notfallambulanzen, Telefonhotlines) in Anspruch nehmen.

Aus unserer Sicht würde sich GPM ideal als Framework für eine »systemische Borderline-Therapie« eignen: Der hohe Lebensweltbezug, das flexible Behandlungssetting unter Einbezug von Angehörigen und anderen Helfersystemen und die explizite Zielorientierung sind für systemische Therapeut:innen gut anschlussfähig. Es soll an dieser Stelle jedoch nicht verschwiegen werden, dass sich »Good psychiatric management«, wie der Name sagt, primär an Psychiater:innen richtet, da eine flexible und situativ optimierte psychopharmakologische Therapie wesentlicher Teil der Behandlung ist. Allerdings kann aus unserer Sicht die medikamentöse Behandlung auch ausgelagert werden, wenn von allen Behandelnden ein gemeinsames Therapiekonzept verfolgt wird und diese gut kooperieren. Für diese Art der Kooperation halten wir systemische Therapeut:innen aufgrund der oben erwähnten Übereinstimmungen für besonders geeignet.

5 Diagnostische Verfahren

Bevor die einzelnen diagnostischen Zugänge vorgestellt werden, sei noch einmal daran erinnert, dass es sich bei »Persönlichkeitsstörungen« nicht um etwas eindeutig Definierbares handelt, das in eine zwingend logische Systematik einzuordnen ist. Dies wäre auch niemals möglich, da Bewertungen von Persönlichkeit und Persönlichkeitszügen und den mit ihnen assoziierten Erlebnis- und Verhaltensweisen letztlich stets auch im Vergleich zu sozialen Normbegriffen erfolgen. Diese sind wiederum einem stetigen soziokulturellen Wandel unterworfen und im Einzelfall stark von der Perspektive der jeweiligen Beobachter:innen im individuellen mikrosozialen Kontext abhängig.

Es gibt somit keine unstrittige Klassifikation der Persönlichkeitsstörungen, die sich mit den Klassifikationssystemen der Botanik oder Zoologie vergleichen ließe. Und schon gar nicht kann irgendeine Klassifikation von Persönlichkeitsstörungen für sich in Anspruch nehmen, eine Ordnung abzubilden, die die Natur hervorgebracht hat, wie es das Periodensystem der Elemente leistet.

Die zentrale Aufgabe bei jedem Ordnungssystem ist die Definition der Kriterien, nach denen geordnet wird. Stellen wir uns vor, wir würden in der Zoologie die Tiere nach ihrer Größe oder nach ihrer Farbe ordnen – 100 % reliabel wäre so eine Ordnung, weil sie reduziert auf eindeutig beobachtbare Merkmale ist. Sie wäre aber auch völlig nutzlos, da ein ein Meter großer Fisch weniger einem ein Meter großen Reh ähnelt als einem zwei Meter großen Fisch. Es geht daher darum, Ordnungskriterien zu finden, die eine klinisch sinnvolle Kategorisierung ermöglichen – im psychotherapeutischen Kontext heißt dies auch: eine Unterschiedsbildung, die für die Behandlung relevant ist.

Um allfällige Begriffsverwirrungen zu vermeiden, soll zunächst der Unterschied zwischen den Begriffen »Persönlichkeitsstörung« und »strukturelle Störung« erläutert werden. Eine einfache Übersetzung von »Persönlichkeitsstörung« nach ICD oder DSM in »strukturelle Störung« ist nicht möglich. Am ehesten gibt es eine Übereinstimmung zwischen der Borderline-Störung nach ICD oder DSM und der strukturellen Störung, wobei aber »strukturelle Störung« der weitere Begriff ist und sich weniger phänomenologisch-deskriptiv als durch die Darstellung der einzelnen strukturellen Fähigkeiten bzw. deren Defizite definiert.

Als generelles Leitsymptom, das Behandler:innen an die Möglichkeit einer strukturellen Störung denken lassen sollte, hat es sich aus unserer Sicht bewährt, nach Phasen unerträglicher Anspannung zu fragen. Wenn darüber hinaus Selbstverletzungen, häufige Beziehungskrisen und/oder ausgeprägte emotionale Schwankungen bestehen, sollte eine genauere Abklärung hinsichtlich einer Borderline-Störung erfolgen.

5.1 Diagnostische Verfahren in der Logik von ICD-10 und DSM-5

In ähnlicher Weise wird auch in der aktuellen Behandlungsleitlinie zu Borderline-Störungen empfohlen, einen spezifischen diagnostischen Prozess zu starten, falls eines oder mehrere der folgenden Kriterien erfüllt sind:

- wiederholtes suizidales oder selbstverletzendes/selbstschädigendes Verhalten
- erhebliche emotionale Instabilität
- gleichzeitiges Vorliegen mehrerer psychischer Störungsbilder
- kein befriedigender Behandlungserfolg hinsichtlich psychischer Symptome durch bisher durchgeführte Therapien
- sehr beeinträchtigtes psychosoziales Funktionsniveau.

Wenn ein entsprechender Verdacht im Raum steht, können in einem ersten Schritt validierte Screeningverfahren zum Einsatz kommen.

So ist die deutsche Übersetzung des *Assessment of DSM-IV-Personality-Disorders* (kurz: ADP-IV) von Doering et al. (2007) inklusive Angaben zur Auswertung im Netz frei verfügbar. Dieser Fragebogen ist validiert und eignet sich damit als reliables Selbstbeurteilungsinstrument zur dimensionalen Erfassung von Persönlichkeitsauffälligkeiten. Weitere ebenfalls frei verfügbare Instrumente sind die *Borderline Symptom Liste* (kurz: BSL) der Arbeitsgruppe um Martin Bohus, ein 95 Items erfassendes Selbstratinginstrument mit einer 23-Item-Kurzfassung (Bohus et al. 2009), sowie der *Fragebogen zu Gedanken und Gefühlen* (kurz: FGG), der ebenfalls als Selbstrating typische kognitive Muster von Patient:innen mit Borderline-Diagnose abfragt (Renneberg u. Seehausen 2010).

Es muss hierbei allerdings berücksichtigt werden, dass im Unterschied zur weitverbreiteten Meinung, dass Menschen problematische Persönlichkeitszüge an sich nicht wahrnehmen würden, Selbstratinginstrumente erfahrungsgemäß häufig zu *falsch positiven* Befunden führen.

Zur Stellung einer definitiven Diagnose werden daher validierte halbstrukturierte Interviews empfohlen, die sich an aktuellen diagnostischen Kriterien orientieren. Diese sind zeitaufwendig und erfordern eine umfassende Einschulung, um eine hochqualitative Anwendung zu erlauben, bieten dafür aber eine hohe Sensitivität und Spezifität.

Im klinischen Kontext kommen hier das *International Personality Disorder Examination* (kurz: IPDE) von Loranger et al. (1994) oder das *Strukturierte Klinische Interview für DSM-IV Persönlichkeitsstörungen* (kurz: SKID-II) bzw. dessen Nachfolgerinstrument SCID-5-PD als standardisierte Diagnoseinstrumente zur Anwendung. Ein kostenlos verfügbares und ebenfalls validiertes Interview ist das *Diagnostische Interview bei psychischen Störungen* (kurz: DIPS).[6] Für die Erfassung des Schweregrades wurde der *Borderline Personality Disorder Severity Index* (kurz: BPDSI)[7] entwickelt.

Auch für den dimensionalen diagnostischen Ansatz des DSM-5 (Sektion III AMPD) und des ICD-11 liegen bereits erste diagnostische Verfahren in deutscher Sprache vor. Diese werden in Zukunft vermutlich an Bedeutung gewinnen. Eine Übersicht liefert hier die

6 Verfügbar unter: https://omp.ub.rub.de/index.php/RUB/catalog/book/100 [15.4.2023].

7 Verfügbar unter: https://doi.org/10.23668/psycharchives.4532 [15.4.2023].

aktuelle S3-Leitlinie, in der auch Download-Möglichkeiten für die anderen oben genannten Verfahren gelistet sind (DGPPN 2022).

Wichtig ist abschließend noch zu erwähnen, dass entgegen früheren Empfehlungen heute geraten wird, die Diagnose einer Borderline-Störung entlang der aktuellen Diagnosekriterien bereits ab dem zwölften Lebensjahr zu stellen. Dadurch soll eine frühestmögliche störungsadaptierte Therapie ermöglicht werden, um in der Folge das Outcome zu verbessern und Funktionsverlusten vorzubeugen (Chanen et al. 2017).

5.2 Psychodynamische Diagnosemodelle zur Beurteilung des Strukturniveaus

Neben all den bislang genannten Diagnoseinstrumenten, die der Erfassung der Diagnosekriterien von ICD-10 und/oder DSM-IV und DSM-5 dienen, wurde der Phänomenbereich »Persönlichkeitsstörungen« auch von psychotherapeutischen Methoden, vor allem aus psychoanalytischer Sicht, konzeptualisiert und dementsprechende Diagnoseinstrumente geschaffen.

Im Folgenden stellen wir in aller Kürze drei weitere Landkarten vor, die alle eine bestimmte Ordnungsleistung erbringen, aber eben nicht »deckungsgleich« übereinandergelegt werden können. Ziel dieser Darstellung kann nicht sein, eine professionelle Anwendung dieser Instrumente zu ermöglichen. Vielmehr wollen wir mit den Begrifflichkeiten vertraut machen und eine erste Orientierung anbieten. Darüber hinaus sensibilisieren die verschiedenartigen Ordnungsleistungen dafür, wie die jeweils vorgenommenen Unterscheidungen den Phänomenbereich unterschiedlich definieren und abgrenzen: So verlaufen z. B. die »Grenzen« einer Borderline-Störung in der *Objektbeziehungstheorie* von Kernberg oder in der *Operationalisierten Psychodynamischen Diagnostik* anders als in ICD-10 oder DSM-IV bzw. -5. Dementsprechend liegt auch die Übereinstimmung der mit SKID-II gestellten »DSM-Diagnosen« der Borderline-Störung und der Diagnose eines Borderline-Organisationsniveaus der Persönlichkeit bei nur ca. 60 %, was als deutlicher Hinweis darauf zu werten ist, dass es sich hier um nicht deckungsgleiche Konzepte bzw. unterschiedliche klinische Phänomene handelt und nicht nur verschiedene Begriffe verwendet werden (Sandell 1989).

5.2.1 Operationalisierte Psychodynamische Diagnostik (OPD)

Psychodynamische Diagnostik ist – im Unterschied zu den deskriptiven Diagnosesystemen DSM-IV und ICD-10 – ganz zentral dadurch definiert, dass die Symptomatik von Patient:innen (also z. B. die Angststörung oder Depression) im Zusammenhang mit den Störungen der emotional-kognitiven Entwicklung beschrieben wird. Ein Symptom, eine Beschwerde verweist damit immer auf eine »dahinter liegende« Störung. Im psychoanalytischen Fallverständnis muss daher die Verbindung zwischen der aktuellen Symptomatik, den auslösenden (zumeist unbewussten) Konflikten, den dysfunktionalen Beziehungen und der Lebensgeschichte der Patient:innen hergestellt werden. Die verschiedenen psychodynamischen Schulen haben dabei jeweils unterschiedliche Zusammenhänge konzeptualisiert, sodass die psychoanalytische Begriffsbildung mehrdeutig wurde. Hinzu kam, dass aufgrund des hohen Abstraktionsniveaus der psychologischen Theorien sich diese »mehr und mehr von den klinisch beobachtbaren Phänomenen abhoben und spekulativ wurden« (Arbeitskreis OPD 2006, S. 13).

Ziel des Arbeitskreises OPD war es demzufolge, ein Instrument auf einem mittleren Abstraktionsniveau zu entwickeln, angesiedelt zwischen reiner Verhaltensdeskription (wie in den aktuellen Diagnosesystemen ICD 10 und DSM IV) und hochabstrakter metapsychologischer Begriffsbildung. Indem durch beobachtungsnahe Beschreibung intrapsychischer Phänomene eine verlässliche Zuordnung zu einer bestimmten diagnostischen Kategorie gewährleistet wird, soll die »Beliebigkeit« in der psychoanalytischen Diagnostik reduziert werden. Dabei sind sich die Autor:innen des grundsätzlichen Dilemmas bewusst: »Unbewusste Prozesse, die für das psychoanalytische Verständnis eine entscheidende Rolle spielen, operational definieren zu wollen, stellt eine nicht auflösbare Paradoxie dar« (Arbeitskreis OPD 2006, S. 8). Es wurde daher weitgehend auf die Verwendung vorbestehender psychoanalytischer Konstrukte verzichtet, sodass für die Nutzung des OPD nur zentrale psychodynamische Basiskonzepte wie z. B. das Unbewusste, innere Konflikte und innere Selbst- und Objektbilder anerkannt werden müssen.

Im OPD werden im Wesentlichen vier Dimensionen (Achsen) erfasst (als fünfte Achse wird die Diagnose nach ICD oder DSM vergeben):

Achse I betrifft Krankheitserleben und Behandlungsvoraussetzungen, zusammengesetzt aus den Kriterien »Schweregrad der Symptomatik«, Leidensdruck, Behandlungserwartungen und Inanspruchnahmebereitschaft (Motivation) sowie Verfügbarkeit von Ressourcen.

Achse II betrifft das habituelle Beziehungsverhalten. In einem psychodynamischen Verständnis wird dabei die Dynamik zwischen den mehr oder weniger bewussten Beziehungswünschen und den damit verbundenen Ängsten und Befürchtungen fokussiert.

Achse III betrifft die Konfliktebene, wobei hier die inneren, meist unbewussten Konflikte fokussiert werden, nicht die äußeren konflikthaften Belastungen, die ja einer bewussten Verarbeitung und Lösung zugänglich sind.

Zentral bedeutsam für unser Thema der Persönlichkeitsstörung ist *Achse IV*: Struktur. Das Konzept der »Persönlichkeitsstruktur« verweist auf etwas nicht direkt Sichtbares, das die wahrnehmbaren »Ich-Funktionen« determiniert. »Struktur kann also nicht direkt beobachtet werden, es kann nur indirekt auf der Basis der durch sie geprägten Funktionen in Erleben und Verhalten auf sie geschlossen werden« (Schwartz 1981). »Ich-Struktur« meint damit die Verfügbarkeit von – für eine erfüllende und gesunde psychosoziale Entwicklung und Lebensführung als notwendig angenommenen – psychischen Funktionen und wird im OPD anhand der folgenden Strukturdimensionen beschrieben:

1) Selbstwahrnehmung und Objektwahrnehmung (dazu gehören unter anderem die Fähigkeit zur Selbstreflexion, zur Affektdifferenzierung und zur realistischen und ganzheitlichen Objektwahrnehmung)

2) affektive Selbststeuerung und Beziehungsregulierung (dazu gehören u. a. die Fähigkeit der Impulssteuerung, der Selbstwertregulierung, der Antizipation und des Interessensausgleiches in Beziehungen)
3) Fähigkeit der intrapsychischen und interpersonellen Kommunikation (worunter neben Affekterleben und -mitteilung auch die Fähigkeiten zur Kontaktaufnahme und Empathie verstanden werden)
4) die Bindung an innere und äußere Objekte (womit verschiedene Qualitäten der Beziehungsfähigkeit erfasst werden).

Ganz ähnliche Ich-Funktionen werden übrigens von Rudolf (2006) unter dem Begriff der »strukturellen Fähigkeiten« beschrieben.

Der aufmerksamen Leserin wird an dieser Stelle die deutliche und eben nicht zufällige Ähnlichkeit mit den Beschreibungen zur Definition der Funktionsniveaus in der neuen ICD-11-Klassifikation auffallen.

Für insgesamt 24 der diesen Dimensionen zugeordneten Struktur-Items werden vier Integrationsniveaus beschrieben: »Gute Integration« bedeutet, dass die Fähigkeit weitgehend kontinuierlich verfügbar ist und über längere Lebensperioden hinweg unabhängig von inneren oder äußeren Belastungen erhalten oder rasch wiedergewonnen werden konnte. Bei »mäßiger Integration« ist die jeweilige Fähigkeit prinzipiell erhalten, aber immer wieder situativ herabgesetzt, während bei »geringer Integration« die Fähigkeit deutlich reduziert ist. Eine Desintegration bezeichnet psychosenahes Geschehen.

Das OPD-2 (Arbeitskreis OPD 2006) ist ein teilstrukturiertes Interview, das in 40-stündigen Ausbildungskursen vermittelt wird. Die Anwendung dauert ca. drei Stunden und erlaubt eine valide und reliable Diagnose, die auch für die Behandlungsplanung relevant ist. Aus psychodynamischer Perspektive wird darauf hingewiesen, dass die traditionell konfliktaufdeckende psychoanalytische Behandlung bei Patient:innen mit strukturellen Störungen, also bei Personen, bei denen die oben genannten psychischen Funktionen nur eingeschränkt verfügbar sind, nicht indiziert ist. Diese benötigen »stärker strukturierte, aktiv unterstützende Interventionen, die getragen sind von einer entwicklungsfördernd-beelternden therapeutischen Haltung« (Rudolf 2006, S. 116).

5.2.2 Selbsteinschätzung struktureller Kompetenzen (SSK)

Nachdem längere Zeit angenommen worden war, dass strukturell beeinträchtigte Patient:innen wegen ihrer fehlenden Fähigkeiten zur Selbstreflexion keine verlässliche Selbsteinschätzung abgeben könnten, zeigte sich jedoch, dass sie durchaus imstande sind, das für sie typische Erleben und Verhalten wenn auch nicht reflektierend zu begründen, so doch quasi von außen zu beschreiben. So entstanden insbesondere in der klinischen Arbeit mit Borderline-Patient:innen eine Reihe von klinisch nützlichen Selbsteinschätzungsinstrumenten.

Besonders erwähnenswert ist hier der Fragebogen zur *Selbsteinschätzung struktureller Kompetenzen* (kurz: SSK), der die umgangssprachlichen Formulierungen der 24 strukturellen Items der OPD-Achse IV enthält. Aktuellen Studien zufolge gibt dieser Fragebogen bedeutsame diagnostische Hinweise auf strukturelle Einschränkungen und könnte damit auch für psychoanalytisch nicht vorgebildete Therapeut:innen hilfreich sein, um darüber mit Klient:innen ins Gespräch zu kommen und sie im Fallverständnis zu berücksichtigen.

5.2.3 Strukturiertes Interview zur Persönlichkeitsorganisation (STIPO)

Das *Structured Interview for Personality Organisation* (kurz: STIPO) wurde von einer Arbeitsgruppe rund um Otto Kernberg am Personality Disorders Institute des Weill Medical College of Cornell University in New York entwickelt. Es liegt in einer deutschen Übersetzung von Stephan Doering (Doering et al. 2007) vor und wird aktuell einem aufwendigen Validierungsprozess unterzogen.

Anhand von 100 Items soll in diesem semistrukturierten Interview eine strukturelle Einschätzung der Persönlichkeit anhand folgender Dimensionen vorgenommen werden: Integration der

Identität, Qualität der Objektbeziehungen, Reife der Abwehrmechanismen, Flexibilität des Copings, Art und Ausmaß der Aggression, moralische Werte sowie Realitätsprüfung und Abwehrmechanismen. Typisch für das STIPO ist, dass sowohl das Verhalten als auch die »Innenwelt« untersucht werden, da das gleiche beobachtbare Verhalten bei zwei verschiedenen Personen unterschiedliche (diagnostische) Bedeutung haben kann, je nachdem wie es innerlich erlebt und begründet wird. Umgekehrt wäre eine ausschließliche Beschreibung des inneren Erlebens ohne verhaltensbezogene Informationen irreführend. Daher werden z. B. systematisch Informationen zum Engagement im Beruf, in der Ausbildung oder bei Hobbys sowie zum Verhalten in engen Beziehungen erhoben.

Eine qualifizierte Anwendung des STIPO setzt eine Vertrautheit mit psychodynamischen Konzepten und eine spezifische Einschulung voraus. Da Begriffe wie »desintegrierte Identität« oder »unreife Abwehrmechanismen« stark im psychoanalytischen Denken verhaftet und keineswegs selbsterklärend sind, soll hier nicht ausführlicher darauf eingegangen werden. Interessierte seien aber auf die Online-Verfügbarkeit dieses Interviewleitfadens in der deutschen Übersetzung hingewiesen.[8]

Kürzlich wurde eine revidierte Form mit nur 55 Items veröffentlicht, das STIP-R; auch dies ist online verfügbar.[9]

Wahrscheinlich werden systemische Therapeut:innen nur selten auf eines dieser diagnostischen Instrumente zugreifen – darauf zielt auch deren Erwähnung hier nicht ab. Die Intention für die Ausführungen zur Diagnostik ist Folgende: Lesende mögen durch die Darstellung verschiedener Diagnoseinstrumente dafür sensibilisiert werden, wie durch unterschiedliche Diagnoseinstrumente jeweils spezifische Grenzziehungen hervorgebracht werden, und damit zu einem kundigeren Umgang mit mitgebrachten Diagnosen befähigt werden. Fast noch wichtiger scheint uns allerdings die Förderung der Fähigkeit,

8 Verfügbar unter: https://www.meduniwien.ac.at/hp/fileadmin/psychoanalyse/pdf/STIPO-D.pdf [9.1.2023].

9 Verfügbar unter: https://istfp.org/publications/diagnostic-instruments/ [9.1.2023].

problematische Muster der psychischen Selbstorganisation (z. B. strukturelle Defizite) differenziert zu erfassen und im Fallverständnis zu berücksichtigen. Dabei kann die Kenntnis der Items in den verschiedenen Diagnoseinstrumenten auch dann nützlich sein, wenn sie nicht systematisch eingesetzt werden.

6 Therapeutisches Vorgehen: die systemische Therapie der Borderline-Störung

6.1 Die störungsspezifische systemische Grundidee

Auf der phänomenologischen Ebene wird die Borderline-Störung durch rasch wechselnde Stimmungslagen, starke Spannungsgefühle, Impulsdurchbrüche, belastendes Erleben von innerer Leere, Selbstverletzungen und chaotischem Beziehungsverhalten definiert. Während bei Marsha Linehan das zentrale Konzept zum Verständnis der BPS die Störung der Emotionsregulation darstellt, richten psychodynamische Therapien die Aufmerksamkeit etwas weiter auf die strukturellen Defizite. Beide Konzepte – sowohl die Emotionsregulationsstörung als auch die strukturellen Defizite – können in einer synergetischen Perspektive als dysfunktionale FDV-Programme verstanden werden, die sich autonom und selbstorganisiert bilden und durch Reproduktion für ihre Kontinuität sorgen.

Zentral bedeutsam für eine störungsspezifische systemische Therapie der Borderline-Störung ist nun die Berücksichtigung dieser problematischen FDV-Programme oder strukturellen Beeinträchtigungen im professionellen Fallverständnis, und zwar auch dann, wenn die damit verbundenen Probleme vom Betroffenen nicht explizit problematisiert werden. Dies setzt ein Verständnis von »funktionalen« und »dysfunktionalen« emotionalen Prozessen und Erlebnisweisen voraus, eine Unterscheidung, die mit einer radikal konstruktivistischen Ablehnung jeglicher Expert:innenschaft nicht vereinbar ist. Die Extremisierung der systemisch häufig propagierten Haltung des »Nicht-Wissens« ist hier nicht hilfreich. Letztere stellt eine absichtsvoll eingenommene Haltung dar und ist nicht mit tatsächlich fehlendem Wissen zu verwechseln. Aus unserer Sicht müssen fallbezogen Überlegungen zum Funktionsniveau der Persönlichkeit und zu Störungen der Emotionsverarbeitung in der Therapieplanung und der Wahl der Interventionen berücksichtigt werden, was wir als »dosierte Selbstbeauftragung«

(siehe auch Abschnitt 6.2.3) bezeichnen.

Um zu erkennen, dass es sich bei bestimmten Verhaltensweisen um strukturelle Beeinträchtigungen handelt, braucht es Expert:innenschaft. In der Problemkonzeptualisierung müssen systemische Therapeut:innen ihr Fachwissen einbeziehen, da Klient:innen selten von sich aus fehlende strukturelle Kompetenzen als das eigentliche Problem thematisieren. Es gilt daher, die Klient:innen »auf zwei Kanälen zu hören«: Wir erfassen einerseits ihre subjektive Wahrnehmung, das individuelle Narrativ bzw. Selbstverständnis, andererseits erfolgt eine Einschätzung der parallel explorierten oder implizit vermittelten Informationen hinsichtlich möglicher Einschränkungen der strukturellen Kompetenzen.

Professionelle Expert:innenschaft erfordert in diesem Zusammenhang ein *absichtliches* Umschalten auf eine andere Form der Gesprächsführung (vgl. Wagner, Henz u. Kilian 2016, S. 167 ff.):

- Statt: Individualisiere nicht, schreibe Personen keine Eigenschaften zu, heißt es nun: Fokussiere die individuellen, problematischen Erlebens- und Verhaltensweisen deines Klienten bzw. deiner Klientin.
- Statt: Vermeide die Konstruktion von Permanenz und suche Ausnahmen und Unterschiede, geht es nun darum, die Wiederholungen sichtbar zu machen.
- Statt: Pathologisiere nicht, schreibe keine Defizite fest, gilt nun: Erkenne die strukturellen Defizite.
- Statt: Beschreibe interaktionelle Muster und Zusammenhänge, erweitern wir auf: Erfasse auch jene intrapsychischen Erlebensmuster, die den sich wiederholenden störenden Interaktionsmustern zugrunde liegen.
- Statt: Suche nach Funktionen und »guten Absichten«, sollten wir dem problematischen Erleben und Verhalten weder eine Funktion noch eine gute Absicht im Hier und Jetzt zuschreiben, sondern die Perspektive des »Nicht-Könnens« einnehmen, wenn auch ein gewisser adaptiver Wert in der Vergangenheit gewürdigt werden kann.

- Statt: Unterstelle die Fähigkeit zur Veränderung, aber verhalte dich lösungsneutral, heißt es nun: stelle dich auf die Seite der Lösung, d. h. der Stärkung von strukturellen Fähigkeiten.
- Statt: Beachte mögliche negative Auswirkungen der gewünschten Veränderung (»ökosystemische Bilanz«), geht es darum, die positiven Auswirkungen der gewünschten Veränderung zu fokussieren und diesbezügliche Entwicklungsschritte zu fördern.
- Statt: Nimm den Therapieauftrag und die Erwartungen aller Beteiligten ernst, empfehlen wir: Interessiere dich für den vorgebrachten Therapieauftrag, aber lass dich nicht darauf reduzieren.
- Statt: Arbeite zielorientiert im Sinne des Klient:innenauftrags, geht es auch darum, die professionellen Therapieziele neben jenen der Klient:innen zu thematisieren und zu versuchen, diese im weiteren Verlauf zu konsensualisieren.

Im Folgenden soll nun die »störungsspezifische systemische Therapie der Borderline-Störung« detailliert beschrieben und anhand von Fallvignetten anschaulich dargestellt werden. Dabei wollen wir sowohl auf notwendige Modifikationen als auch auf die Nützlichkeit klassisch systemischer Vorgehensweisen eingehen. Denn – um es vorwegzunehmen – die Fähigkeit zur Unterschiedserzeugung, die Ressourcenorientierung und die Auftrags- und Zielorientierung bleiben unverzichtbare Merkmale systemischer Therapie auch bei dieser anspruchsvollen Klient:innengruppe.

6.2 Die Anfangsphase

Für die Anfangsphase lassen sich zwei Konstellationen unterscheiden: Wenn Patient:innen von Anfang an mit der Diagnose »Borderline-Störung« mit vielen stationären Voraufenthalten eine ambulante Psychotherapie beginnen, geht es wie immer in systemischen Therapien um die konkrete Auftragsklärung: »Was genau soll sich ändern? Wie kann unsere Zusammenarbeit dazu beitragen, dass sich das ändert? Worauf haben Sie jetzt schon Einfluss, worauf würden Sie gerne Einfluss gewinnen?« Der Begriff der Borderline-

Störung muss nicht umfassend dekonstruiert werden, sollte aber hinsichtlich der spezifischen leidvollen Erlebnis- und Verhaltensmuster konkretisiert und im Hinblick auf seinen Beigeschmack von »Unveränderlichkeit« überprüft werden: »Wie genau realisiert sich Ihre Borderline-Störung, was machen Sie ›Borderliniges‹? Wie würden Sie mit diesen schwierigen Situationen gerne anders umgehen? Was müsste Ihnen gelingen, damit es nicht mehr ›borderlinig‹ ist?«

In dieser Konstellation sind die systemischen Prinzipien von Auftrags- und Zielorientierung von Anfang an nützlich. Sogar eine gewisse Veränderungsneutralität oder die Unterstellung einer teilweisen Funktionalität kann hier hilfreich sein: »Wie viel von Ihrer Borderline-Störung wollen Sie denn loswerden? Was davon wollen Sie sich vielleicht auch behalten, weil es sich in manchen Kontexten bewährt hat?« Schwieriger ist die Situation, wenn die Betroffenen deutliche Merkmale einer BPS aufweisen, aber noch nicht diagnostiziert sind, wenn also erst ein gemeinsames Verständnis für strukturelle Beeinträchtigungen zu entwickeln ist. Hier sind in der Anfangsphase der Therapie die schon im Abschnitt 1.3 erwähnten Modifikationen des systemischen Gesprächsverhaltens nötig.

6.2.1 Sammellinse statt Zerstreuungslinse: strukturelle Beeinträchtigungen wahrnehmbar machen und benennen

Wenn die strukturellen Beeinträchtigungen noch nicht diagnostiziert, das Etikett »Borderline-Störung« noch nicht vergeben ist, werden die mit einer Persönlichkeitsstörung assoziierten leidvollen Erlebnis- und Verhaltensweisen häufig als ich-synton – also zur eigenen Persönlichkeit gehörig – erlebt und daher von den Betroffenen nicht spontan problematisiert. In diesen Fällen bedarf es bestimmter Modifikationen des typisch systemischen Gesprächsverhaltens vor allem in der Anfangsphase der Therapie. Strikte Auftragsorientierung und lösungsorientiertes Suchen nach Ausnahmen sind hier nicht zu empfehlen. Solange es kein Bewusstsein für die persontypischen problemassoziierten Erlebens- und Verhaltensweisen gibt, wirkt – wie bereits ausgeführt – ein strikt ressourcenorientiertes und unterschiedserzeugendes Vorgehen (»Wann ist es anders, wann tritt das Problem nicht auf? Was gelingt gut in Ihrem Leben?«) wie eine Zerstreuungslinse: Die problematischen FDV-Programme werden unsichtbar gemacht. Im Unterschied dazu müssen wir, um zu einem adäquaten gemeinsamen Bewusstsein für die den geschilderten Problemen zugrunde liegenden Muster zu gelangen, die dysfunktionalen FDV-Programme bzw. die strukturellen Beeinträchtigungen sichtbar machen. Wir nützen eine »Sammellinse«, um das Ähnliche der geschilderten Situationen, die »Wiederholungen« zu markieren (»Es klingt so, als würden Sie in vielen Lebenssituationen immer wieder die Erfahrung machen, dass ... Ich habe den Eindruck, dass Sie in unterschiedlichen Situationen Folgendes erleben ...«). Nur so erfahren wir genug über bestimmte Störungsmuster im Bereich von Beziehungsverhalten, Emotionalität und Impulskontrolle sowie Realitäts- und Selbstwahrnehmung, um diese auch gezielt im therapeutischen Prozess berücksichtigen zu können.

Der erste Schritt besteht also darin, die sich wiederholenden Muster zu problematisieren und bestimmte Problembeschreibungen« (»Mein Freund hat mich im Stich gelassen und verraten«) adäquat einzuordnen. Es braucht hierbei eine Art »doppelte Buchführung« - zum einen greifen wir die von den Klient:innen benützten Begriffe auf (»Erleben Sie solche radikalen Enttäuschungen öfter?«), zum anderen verschaffen wir uns aber einen Eindruck von den zeitlich überdauernden problematischen Fühl-Denk-Verhaltens-Programmen (»Gibt es diese Erfahrungen nur in intimen Partnerschaften oder auch in anderen Beziehungen?«).

PAULA, eine 23-jährige Patientin mit der Diagnose Borderline-Persönlichkeitsstörung kommt in die Einzelpsychotherapie und schildert folgende Situation: »Meine beste Freundin hat mich enorm verletzt. Obwohl wir verabredet waren, hat sie sich nicht gemeldet. Ich habe hundertmal versucht, sie zu erreichen, aber sie hat nicht abgehoben. Die nützt mich nur aus, benutzt mich wie ein Spielzeug.« In der weiteren Schilderung schwankt Paula zwischen Selbstabwertung (»Mit mir kann man's ja machen. Sie weiß genau, dass ich nicht so leicht eine andere Freundin finde, mich mag ja niemand. Keiner kann mich leiden, ich bin eine totale Versagerin«) und Drohungen (»Das wird sie aber noch bereuen. Dann werde ich ihr halt sagen, dass ich mich umbringe – mal schauen, wie's ihr damit geht«).

In einer üblichen systemischen Haltung würde man nun vielleicht eine ressourcenorientierte Haltung einnehmen und fragen: »Was würde Ihnen denn jetzt guttun?« oder nach früheren positiven Bewältigungserfahrungen suchen, vielleicht auch nach gelingenden Beziehungen. Diese Vorgehensweise hat, unabhängig von der Diagnose, im Sinne der Deeskalation durchaus Berechtigung. Da es sich aber erst um das zweite Gespräch mit einer als »Borderline-Störung« diagnostizierten Patientin handelt und im Erstgespräch keine klaren Therapieziele erarbeitet werden konnten (»Ich weiß nicht, mir geht's oft nicht so gut, richtig scheiße sogar, und dann schneide ich mich oder will gar nicht mehr leben«), ist es hier sinnvoll, sich der Sammellinse zu bedienen, um ein stabiles intrapsychisches Störungsmuster beschreibbar zu machen: »Ich habe den Eindruck, da gibt es eine sehr hohe Empfindlichkeit für ›enttäuscht werden‹ und ›verletzt werden‹. Wie lange kennen Sie das denn schon?« Indem ich (K. H.-K.) nach Wiederholungen statt nach Ausnahmen frage, mache ich ein persontypisches Störungsmuster sichtbar. Paula bestätigt, dass sie das schon seit der Volksschule kennt, und stellt spontan einen Zusammenhang mit ihrer Rolle als großer Schwester eines kleinen, von den Eltern heiß geliebten Bruders her. »Ich musste immer nachgeben, ihn überall hin mitnehmen, auf ihn aufpassen. Für ihn hatten immer alle Verständnis, um mich hat sich keiner gekümmert.«

Im Umgang mit der BPS wird in einem nächsten Schritt auf die Problem- und Störungsperspektive fokussiert: »Es scheint, dass Sie immer wieder in Ihrem Leben in Situationen geraten, in denen Sie sich enttäuscht oder verletzt oder ausgenützt fühlen. Und ich habe den Eindruck, dass Sie das sehr intensiv erleben. Wissen Sie, Menschen sind sehr unterschiedlich empfindlich, zum Beispiel auch in Bezug auf Hitze oder Kälte. Manchen ist bei 19 Grad Raumtemperatur wohlig warm, andere frieren. Sie scheinen eine hohe Empfindlichkeit dafür zu haben, enttäuscht zu werden. Auch mittelmäßig große Enttäuschungen führen zu sehr starken Kränkungen – so als hätten Sie da einen Verstärker eingebaut. Da entsteht in Ihnen eine Dramatik, die dann in Ärger und Aggression übergehen kann. Habe ich das richtig verstanden?«

Statt das Übel im Außen zu suchen, wird damit die »interpersonelle Hypersensitivität« (vgl. Abschnitt 4.6) als Persönlichkeitsmerkmal sichtbar gemacht.

6.2.2 Expert:innenschaft in der Mustererkennung: das Erkennen struktureller Defizite

Das Konzept der »strukturellen Defizite« mag für systemische Therapeut:innen nicht unmittelbar anschlussfähig erscheinen – zum einen stellt eine konstruktivistische Perspektive die Fähigkeit zu »diagnostizieren« grundsätzlich infrage, zum anderen ist uns die Defizitorientierung, die der Idee einer strukturellen Beeinträchtigung zugrunde liegt, suspekt. In der systemischen Therapie gehen wir davon aus, dass ein autopoietisches System nichts hervorbringt, das nicht seinem Überleben dient, das heißt, dass auch Symptome wichtige Funktionen haben. Auch wenn wir uns im therapeutischen Diskurs an diese Sichtweise gewöhnt haben, reicht ein Blick in die Medizin, um klarzumachen, dass Körper Krankheiten entwickeln können, die keineswegs ihrem Überleben dienen. Aus medizinischer Perspektive wäre es denn auch absurd, jeder krankheitswertigen Veränderung Funktionalität zu unterstellen.

Allerdings erfordert die Perspektive des »Nicht-Könnens« einige Modifikationen des üblichen systemischen Vorgehens. Dies ist, wie in Kapitel 4 gezeigt wurde, kein Spezifikum systemischer Therapie. Die Entwicklung der übertragungsfokussierten Psychotherapie aus der klassischen Psychoanalyse oder die Entwicklung der Schematherapie aus der kognitiven Verhaltenstherapie ist dem gleichen Phänomen geschuldet: Klient:innen mit strukturellen Störungen brauchen ein spezifisches Therapieangebot.

Für die Erfassung der strukturellen Fähigkeiten muss man die von Klient:innen formulierten konkreten Themen, Probleme und Anliegen ein Stück in den Hintergrund schieben und stattdessen versuchen, die »Funktionsweise des Ichs« über einen längeren Zeitraum (also auch außerhalb der akuten Krankheits- oder Belastungsphase) zu erfassen (vgl. Wagner 2019, S. 270). Bei dieser »dosierten Selbstbeauftragung« interessieren wir uns weniger dafür, was Klient:innen inhaltlich beschäftigt, worunter sie im Moment leiden (»Was ist Ihr Problem, was führt Sie zu mir?«), sondern dafür, wie die Persönlichkeit im Längsschnitt »funktioniert«:

Gibt es ein kohärentes Bild von sich selbst und wichtigen anderen, können die Betroffenen selbstreflexiv innerseelische Vorgänge wahrnehmen, ihre Affekte differenziert registrieren und in Sprache fassen? Können auch unangenehme Affekte erlebt und adäquat ausgedrückt werden? Können sie mit anderen in Kontakt treten und sich in deren Innenwelt einfühlen (Empathie), können sie in nahen Beziehungen für Interessensausgleich sorgen? Können sie sich emotional an andere binden und diesen gegenüber Dankbarkeit, Fürsorge oder Schuld erleben? Können sie Trennungen tolerieren und adäquat verarbeiten? (Vgl. Wagner 2019, S. 270.)

In Bezug auf das interpersonelle Funktionsniveau wird nachgefragt, wie wichtige Andere erlebt und wahrgenommen werden. Wie werden Beziehungen gestaltet, geschützt und reguliert? Dabei ist von zentralem Interesse, inwieweit es Klient:innen gelingt, Bezugspersonen mit jeweils eigenen Interessen, Überzeugungen und Einstellungen wahrzunehmen und diese akzeptieren zu können. Es werden immer wieder die Perspektiven gewechselt: »Wie erleben Sie Ihren Partner in diesen Situationen? Wie könnte Ihr Partner sich dabei fühlen? Wie könnte er Sie in dieser Situation erleben? Wie reagieren Sie, wenn Personen, die Ihnen nahestehen, ärgerlich oder traurig sind? Sind für Sie diese Gefühle bei anderen nachvollziehbar?«

Bei der Erkundung des Bindungssystems fragt man nach der Fähigkeit, längere Beziehungen zu bewahren und zu verschiedenen Personen unterschiedliche Beziehungen aufzubauen, nach dem Vorkommen von prosozialen Gefühlen wie Dankbarkeit, Fürsorglichkeit und Verantwortung: »In welcher Art haben Sie schon einmal für jemand anderen Verantwortung übernommen, ihm oder ihr geholfen oder sich fürsorglich verhalten? Wie ist es Ihnen dabei ergangen? Wie hat sich das auf die Beziehung ausgewirkt? In welchen Situationen haben Sie Schuldgefühle erlebt? Wie verarbeiten Sie Verluste? Können Sie trauern?« (vgl. Rudolf 2006, S. 68 ff.).

Auch objektivierbare Aspekte des (bisherigen) psychosozialen Funktionsniveaus sollten berücksichtigt werden: Welche schulischen und beruflichen Erfolge waren bislang möglich? Wie ist die aktuelle soziale Einbindung? Bestehen finanzielle Abhängigkeiten, weil Klient:innen nicht in der Lage sind, ihren Lebensunterhalt selbst zu finanzieren? Wie lange dauern Freundschaften und Partnerschaften und wie wurden sie beendet?

Das eindrücklichste Merkmal einer strukturellen Störung besteht darin, dass die Betroffenen ihren überflutenden, wenig ausgestalteten Emotionen ausgeliefert sind und in diesen Situationen (selbst)schädigende Handlungen setzen, weil sie sich selbst nicht beruhigen können. Die Unerträglichkeit dieser Zustände zwingt zu raschem Handeln: zu wütenden Angriffen, zu Flucht oder Rückzug. Wenn Klient:innen solche Zustände berichten, müssen wir sie als Hinweis auf ein »strukturelles Defizit« genauer explorieren, statt sie durch das Erfragen von Ausnahmen (»Wann ist es anders?«) oder positiver Konnotation als Störungsphänomen unsichtbar zu machen. Denn: Solche Zustände sind selbst bei schwer beeinträchtigten Personen immer »die Ausnahme«. Kein Mensch könnte außerhalb einer psychiatrischen Institution leben, wenn solche »Ausnahmezustände« die Regel wären.

Diese Aufmerksamkeitsfokussierung auf das Problem und die Unterstellung eines »zugrunde liegenden Defizits« ist systemischen Therapeut:innen eigentlich fremd, es ist ein systemisches Gebot, bei Klient:innen die geringstmögliche Pathologie zu unterstellen: normalisieren, positiv konnotieren, nach dem Nutzen des Symptoms suchen – und jetzt das? Vereinzelte Hinweise defizitorientiert erklären und sich auf weitere Spurensuche begeben? Indizien sammeln für die Störung – und das alles ohne expliziten Auftrag? Wir sind der Überzeugung, dass bei Vorliegen einer strukturellen Störung diese Modifikationen der therapeutischen Haltung tatsächlich indiziert sind. Andernfalls riskieren wir, dass Therapeut:innen wie auch Klient:innen schlussendlich frustriert zurückbleiben, da eine Erfassung zentraler für das Aufrechterhalten der Problemkreisläufe konstitutiver Aspekte ausbleibt und keine darauf abgestimmten Lösungs- und Veränderungsansätze erarbeitet werden können.

THOMAS, 18 Jahre alt – wir kennen den Patienten schon aus Kapitel 3 – lebt in einem betreuten Wohnheim in einer eigenen Wohneinheit, befindet sich im zweiten Lehr-

jahr zum Innenraumausstatter in Form einer betreuten Lehre durch eine Arbeitsassistenz. Er ist Single, bisher habe es noch nie eine Partnerschaft gegeben. Aktuelle Symptomatik: selbstverletzendes Verhalten, parasuizidale Handlungen, hohe Sensibilität in Bezug auf Kränkungen, ständige Angst davor, nicht gemocht oder ausgeschlossen zu werden.
Abgesehen von den Selbstverletzungen würden die berichteten Symptome auch auf eine ängstlich-unsichere Persönlichkeitsstörung oder eine Sozialphobie schließen lassen. Eine genauere Abklärung der strukturellen Defizite ist daher sinnvoll. Aus einer strukturellen Perspektive wird Folgendes deutlich: Thomas kann seine Gefühle nur sehr rudimentär wahrnehmen, er fühlt sich entweder »eh gut« oder »scheiße«. Nicht einmal die Unterscheidung von Angst und Ärger gelingt verlässlich. Gefühle können nicht differenziert wahrgenommen und daher auch nicht in ihrem Informationsgehalt über zugrunde liegende Bedürfnisse genutzt werden. Soziale Beziehungen funktionieren nur, solange sie sehr oberflächlich bleiben (in der Berufsschule oder in der betreuten Wohngemeinschaft). Sobald andere Menschen für ihn Bedeutung erlangen, wird er extrem verletzlich in Bezug auf Enttäuschungen. Jede Enttäuschung führt zu einem Beziehungsabbruch und wird häufig von selbstdestruktiven Handlungen begleitet. Dies hat zu ausgeprägtem Vermeidungsverhalten hinsichtlich sozialer Beziehungen geführt. Deutlich sind auch seine Schwierigkeiten, sich in andere Personen hineinzuversetzen – der Perspektivenwechsel funktioniert kaum, das Bild von anderen bleibt sehr undifferenziert und schablonenhaft.

6.2.3 Konsensualisierung der »Störung« und Erarbeitung eines diesbezüglichen Therapieauftrages

Wenn sich die Hypothese einer strukturellen Beeinträchtigung erhärtet hat, geht es im nächsten Schritt darum, diese sichtbar und besprechbar werden zu lassen. In dieser Phase kann viel Geduld gefordert sein: Oft vermögen Klient:innen erst durch die Wiederholung von Geschichten und Erlebnissen, also durch eine bewusste Selektion der Informationen durch die Therapeutin, nach und nach für die strukturellen Beeinträchtigungen sensibilisiert werden. In anderen Fällen fühlen sich Klient:innen hingegen gut erkannt und wahrgenommen, wenn ihnen bereits in einer frühen Phase der Therapie (fallweise tatsächlich schon in den ersten Stunden) diese Wahrnehmung und damit ein »größerer Zusammenhang« angeboten wird. Es werden Worte für die Beschreibung innerpsychische

Vorgänge offeriert und ein basales Verständnis des emotionalen Erlebens befördert, indem das Verhaltensmuster als emotionale Antwort auf eine aktuelle Situation interpretiert wird, z. B.: »Es hat den Anschein, als würde in Ihnen jedes Mal, wenn Sie in der Situation xy sind, Folgendes passieren ...«

Diesen Prozess bezeichnen wir als »dosierte Selbstbeauftragung«: Neben den von den Klient:innen angeführten Therapiezielen - etwa der Überwindung von depressivem Erleben oder der Vermittlung in einem partnerschaftlichen Konflikt - soll die strukturelle Beeinträchtigung einer bewussten Wahrnehmung und kritischen Reflexion zugänglich gemacht werden. Dosierte Selbstbeauftragung bedeutet also, sich im Sinne der Klient:innen nicht auf das zunächst formulierte Anliegen reduzieren zu lassen, sondern diese unter der Perspektive der zugrunde liegenden strukturellen Beeinträchtigungen zu verstehen und verständlich zu machen. In vielen Fällen geht es dabei in einem ersten Schritt darum, ein Problembewusstsein für die eingeschränkte Impulskontrolle zu fördern und die Notwendigkeit der Verbesserung der Selbstberuhigungsfähigkeiten aufzuzeigen. In anderen Fällen tritt die »dosierte Selbstbeauftragung« nicht in Konkurrenz mit den Therapiezielen der Klient:innen, da von diesen gar kein konkretes Therapieziel formuliert werden kann. Recht häufig ist die Wahrnehmung des eigenen Innenlebens bei Borderline-Patient:innen so eingeschränkt, dass innere Prozesse nicht differenziert beschrieben werden können. Wenn die introspektive Erfassung des Erlebens nicht gelingt, wenn keine »Beobachterinstanz« eingeführt werden kann, bleibt nicht nur die Problembeschreibung, sondern auch die Zieldefinition, die Beschreibung des »gewünschten anderen« vage. Dies erfordert ein aktiveres Therapeut:innenverhalten, wie in der nächsten Fallvignette dargestellt.

THOMAS wurde folgender Verstehenszusammenhang für seine Probleme angeboten: »Sie haben schon viel Belastendes erlebt: eine Mutter, die verschwunden ist, als Sie 2 Jahre alt waren, und die sich wahrscheinlich auch vorher schon - wegen der vielen Konflikte mit Ihrem Vater - nicht optimal gekümmert hat, dann einen überforderten Vater, der Sie viel alleingelassen und sich eine Partnerin gesucht hat, von der Sie sich abgelehnt fühlten. Seit Sie sich erinnern können, fühlen Sie sich häufig alleingelassen, ausgegrenzt, nicht dazugehörig, und seit vielen Jahren kommt es in diesem Zusammenhang zu Selbstverletzungen. Dabei überfallen Sie diese Spannungsgefühle oft eher überraschend, wie ein Feind aus dem Hinterhalt. Daher können Sie sich nicht wappnen, sich vor dem Selbstverletzungsimpuls nicht schützen. Ich möchte Ihnen als ein Ziel unserer Zusammenarbeit vorschlagen, ein besseres Radarsystem für Ihre Stimmung zu entwickeln, besser zu verstehen, wann und warum sich Spannung in Ihnen aufbaut, und nach Alternativen zu den Selbstverletzungen zu suchen. Wäre das in Ihrem Sinne?«

In einem ersten Schritt wurde damit der Aufbau einer inneren Beobachterinstanz als Therapieziel konsensualisiert. In weiterer Folge konnten dann auf der Basis der zunehmend differenzierter werdenden Beobachtungen Beziehungswünsche und die damit verbundenen Ängste wahrgenommen werden. Zu Therapiebeginn wurde dieses Thema allerdings nicht angesprochen, weil der Patient diesbezüglich explizit keinen Veränderungswunsch äußerte. Natürlich hätte man sein diesbezügliches Vermeidungsverhalten infrage stellen können und in einem psychoedukativen Sinn auf die wichtige Funktion naher, positiv getönter Beziehungen hinweisen können, doch das schien in diesem Moment wenig anschlussfähig und hätte die therapeutische Beziehung unnötig belastet.

Wie in der Fallvignette dargestellt, geht es in systemischen Therapien nicht um eine umfassende oder gar vollständige Erfassung aller strukturellen Defizite, sondern um eine angemessene Berücksichtigung derselben für das Fallverständnis und die Behandlungsplanung. Mit dieser »Brille« können auch andere problematische Muster herausgearbeitet werden, für die dann gemeinsam mit den Klient:innen individualisierte Namen gesucht werden, z. B. »das Empörungsmuster«, »das Vernichtungsschema« oder »die Schamwelle«, »das Aprilwetter-Muster«, ... Im Unterschied zur Schematherapie (»Hier meldet sich Ihr verletztes Kind« oder »Da spricht der strafende Elternmodus«) wird in dieser Therapiephase das dysfunktionale Muster nicht primär von den Therapeut:innen benannt, sondern es wird in einem Ko-Konstruktionsprozess nach individuell passenden Namen gesucht, durch die sich die Klient:innen nicht beschämt fühlen (vgl. Wagner, Henz u. Kilian 2016, S. 176).

THOMAS hat bereits einige Stunden ambulanter Psychotherapie hinter sich. In den ersten Stunden gelang eine Konsensualisierung der »Störung« und es konnte ein diesbezüglicher Therapieauftrag erarbeitet werden. »Sie wünschen sich, anderen Menschen mehr zu vertrauen und dass sich dadurch auch mehr soziale Kontakte entwickeln können. Mein Eindruck ist, dass die Sorge, ›es könnte jemand nicht gut über Sie reden, Sie verletzen, belügen, ablehnen oder über Sie lästern‹, immer wieder in Ihrem Leben auftaucht und dann zu Selbstverletzungen, suizidalen Tendenzen und psychiatrischen Aufenthalten führt. Wie würden Sie denn dieses Muster nennen?« Nach langen Überlegungen bezeichnet es der Patient als »Mister Einigler«.
Thomas erzählt davon, dass er diese Ängste schon seit der Volksschulzeit kenne. Damals habe er sich bereits zurückgezogen und sei ein Außenseiter gewesen. Diesbezügliche Gedanken seien: »Ich bin nicht gut genug, die lehnen mich ab und mögen mich nicht.« Um die Kosten des Soseins in das Blickfeld zu rücken, frage ich, wie sich diese Art zu denken ausgewirkt hat. – Es seien dadurch kaum zwischenmenschliche Beziehungen möglich, durch die permanente Sorge komme es zu vielen Konflikten mit dem »einzigen Freund«. Der sei durch das ständige Misstrauen beleidigt und verstehe es nicht, meist sei dann die innere Spannung so unerträglich, dass es zu Selbstverletzungen und Suizidversuchen komme. Nachdem das Muster nicht nur benannt, sondern auch die Unterbrechung als Teil des Therapieauftrages definiert wurde, war es möglich, sich über das Ziel, das »gewünschte andere« zu unterhalten.

Wenn die strukturellen Beeinträchtigungen oder dysfunktionalen Muster nicht mit erheblichen Gefährdungsmomenten einhergehen, können sich Therapeut:innen zunächst veränderungsneutral verhalten. Sie fragen dann z. B.: »Inwiefern ist das gut für Sie? Soll das so bleiben? Würden Sie gerne etwas daran ändern?« Die problematischen FDV-Muster und strukturellen Defizite werden einer ökosystemischen Bilanz unterzogen: Die Kosten des Soseins müssen immer wieder ins Blickfeld gerückt, ein diesbezüglicher Auftrag muss sorgfältig verhandelt werden.

Gemeinsam mit den Klient:innen wird überprüft, was für oder gegen Veränderung spricht, in welchen Kontexten sich bestimmte FDV-Muster bewährt haben, in welchen Kontexten die negativen Konsequenzen überwiegen. Es wird versucht, dies in einem konsensualisierten Therapieauftrag zu formulieren: »Könnten wir unsere

Zusammenarbeit dafür nützen, daran etwas zu ändern? Wie genau würden Sie es sich denn wünschen? Ist Ihnen das schon einmal gelungen?« Wenn hingegen konkrete Gefährdungsmomente vorliegen, kann diese Veränderungsneutralität nicht aufrechterhalten werden. Therapeut:innen müssen dann Position beziehen und ihre fachliche Autorität in die Waagschale werfen:

Brigitte Förster, eine 33-jährige Borderline-Patientin, ist seit einem halben Jahr mit Stefan liiert und will nun mit ihm zusammenziehen. Sein Zögern löst bei ihr massive Ängste vor dem Verlassenwerden aus und reaktiviert selbstverletzende und aggressive Muster, die sie seit Langem überwunden glaubte. Im Alter von 20 bis 25 Jahren hatte es bereits Phasen der Selbstverletzung gegeben, damals hatte eine qualifizierte stationäre Psychotherapie zur längerfristigen Stabilisierung geführt. Nun sucht mich die Patientin in meiner Praxis auf (E. W.), um eine längerfristige ambulante Psychotherapie durchzuführen, in der sie »endlich ihre Kindheit aufarbeiten will«. Im Erstgespräch erzählt sie, dass sie ein uneheliches Kind ist, ihr Vater zwar die Vaterschaft anerkannt und die Mutter finanziell unterstützt habe, seine Frau aber nicht verlassen habe und für sie wenig verfügbar war. Aufgrund der Akuität der Gefährdungsmomente (sie hatte zuletzt den Fernseher ihres Partners aus dem Fenster auf eine belebte Straße geworfen) schien mir eine Priorisierung der Therapieziele wichtig. Ich sagte: »Frau Förster, ich verstehe, wie belastend Sie Ihre partnerschaftliche Situation empfinden und wie sehr Sie unter dem fehlenden Commitment Ihres Partners leiden. Und ich kann nachvollziehen, dass Sie diese Situation im Hinblick auf Ihre Kindheit und die Erfahrung mit Ihrem Vater, der sich nie zur Familie bekannt hat, schwer aushalten. Ich verstehe auch, dass Sie sich deshalb mit Ihrer Biografie auseinandersetzen und die Verletzungen durch Ihren Vater aufarbeiten wollen. Gleichzeitig befürchte ich, dass dies ein eher langfristiges therapeutisches Vorhaben ist und dass auf der anderen Seite eine unmittelbare Veränderung ansteht, um akut drohende Gefahren abzuwenden. Vor dem Hintergrund Ihrer Familiengeschichte und aktualisiert durch das zögerliche Verhalten Ihres Partners hat sich eine Dramatik entwickelt, durch die Sie und andere gefährdet werden: Es kommt zu Aggressionsdurchbrüchen, zu selbstverletzendem Verhalten, zur Belastung wichtiger anderer Beziehungen. Wenn wir uns nicht primär diesen Gefahren zuwenden, wenn wir nicht verhindern, dass Sie sich und anderen Schaden zufügen. Dann haben wir nicht genügend Zeit, uns danach mit Ihren ›frühen Verletzungen‹ auseinanderzusetzen. Daher möchte ich Ihnen anbieten, dass wir in einem ersten Schritt unsere Zusammenarbeit dafür nützen, diese

Risikomomente zu reduzieren, dass wir uns gemeinsam darum bemühen, dass Sie die Enttäuschungen über Ihren Partner, die Unsicherheit in der Beziehung so verarbeiten können, dass dabei niemand gefährdet wird – weder Sie noch andere. Ist das für Sie akzeptabel?«

Auf den konkreten Umgang mit selbst- und/oder fremdgefährdenden Verhaltensmustern wird später noch detaillierter eingegangen werden.

Wenn wir zu Therapiebeginn unsere Fragen im Sinne einer »Sammellinse« für das Sichtbarmachen problematischer FDV-Programme nützen, diese nicht wertend benennen und für die »unerwünschten Nebenwirkungen« sensibilisieren (»dosierte Selbstbeauftragung«), können wir in einem nächsten Schritt Therapieziele konsensualisieren, die sowohl für die Klient:innen unmittelbar motivational bedeutsam sind, aber auch die Überwindung struktureller Defizite umfassen. Da strukturelle Störungen immer auch mit einer Einschränkung der selbstreflexiven Differenzierungsfähigkeit, der Wahrnehmung und Versprachlichung affektiven Erlebens einhergehen, muss Therapie dazu dienen, diese Funktionen in ihrer Entwicklung zu fördern. Mit positiven Umdeutungen, die den »Behinderungsaspekt« dieser Defizite verschwinden lassen, ist den Klient:innen meist nicht geholfen. Klient:innen müssen lernen, ihre Spannungszustände nicht mehr »im Außen« zu bekämpfen, sie müssen bei der Affektkontrolle und der Aufrechterhaltung von Beziehungen unterstützt werden. Dabei ist es hilfreich, den Fokus zu erweitern, die Aufmerksamkeit nicht bei der aktuellen Krise zu belassen, sondern von einer geschützten Beobachtungssituation aus das wiederkehrende Muster von problematischen FDV-Programmen aufzudecken. Wie bereits ausgeführt, dürfen die problematischen Muster nicht frühzeitig durch unterschiedserzeugendes Fragen verwischt werden. Das erste Ziel ist es vielmehr, in Bezug auf die »strukturellen Defizite« ein gemeinsames Problemverständnis und einen diesbezüglichen Arbeitsauftrag zu erzielen.

So wie Rudolf seine psychoanalytischen Kolleg:innen darauf hinweist, dass dysfunktionale Verhaltensweisen auf der Basis struktureller Defizite nicht intentional verstanden und gedeutet werden dürfen (»Unbewusst will der Patient, dass ...«) und die Erklärung nicht in unbewussten Konflikten gesucht werden soll (Rudolf 2006, S. 126), gilt für systemische Therapeut:innen, dass sie für strukturelle Defizite in der Regel keine grundlegende Funktionalität unterstellen bzw. konstruieren sollen. Die Hypothese eines möglichen Nutzens des Symptoms für das Individuum oder das Familiensystem (»Wofür ist das Symptom gut, wozu dient es im Familiensystem?«) darf nicht überstrapaziert werden. Vielmehr wird die strukturbedingte Symptomatik als leidvolles Muster des Erlebens und Verhaltens verstanden, das sich unter schwierigen biografischen Bedingungen als eine Art Notlösung entwickelt hat. Es wird respektvoll anerkannt, dass die dysfunktionalen Muster die wohl bestmögliche Lösung für eine sonst kaum aushaltbare Situation waren und damit auch Aspekte von Bewältigung und Selbstschutz enthalten haben mögen. Man könnte hier von einer »adaptiven Funktionalität« sprechen, einem Muster, dessen Entstehen vor dem Hintergrund schwieriger Kontextbedingungen zu verstehen und zu akzeptieren ist (»Notlösung«), jedoch aktuell keine Funktionalität aufweist, sondern – im Gegenteil – sogar zur Aufrechterhaltung der Probleme beiträgt.

Als Therapeut:innen müssen wir entscheiden, ob wir uns in diesem Zusammenhang veränderungsneutral äußern (»Dieses Muster war in Ihrer Kindheit nötig, um ..., aber wir müssen uns anschauen, ob es sich heute noch gut bewährt oder ob es andere Strategien gäbe. Das können jedoch nur Sie entscheiden ...«) oder aktiv zur Veränderung ermuntern. In jedem Fall wäre eine Veränderungsneutralität in diesem Fall eine strategische, da ausgeprägte strukturelle Defizite in der Regel mit niedrigem psychosozialen Funktionsniveau und hohem Leid verbunden sind. Die veränderungsneutrale Haltung sollte daher nur eingenommen werden, wenn sie im Sinne des Arbeitsbündnisses nötig ist, damit sich Klient:innen mit den »Kosten« der problematischen Muster auseinandersetzen können.

Im Zusammenhang mit der »dosieren Selbstbeauftragung« sei auch darauf hingewiesen, dass bei der Behandlung von Borderline-

Betroffenen oft eine Hierarchisierung der Therapieziele sinnvoll und notwendig ist. Vor allem wenn es immer wieder zu konkreter Selbst- oder Fremdgefährdung kommt oder wenn die Fortsetzung der Therapie durch »therapieschädigendes Verhalten« (Nichteinhaltung von Terminen, Drohungen, unvereinbarte Kontaktaufnahmen außerhalb der Therapiezeiten) gefährdet wird, müssen diese Themen vorrangig behandelt werden, worauf wir in Kapitel 7 ausführlich eingehen. Andere Themen, die von den Klient:innen häufig marginalisiert werden, sind die Sicherung der Lebensgrundlagen und die Verringerung der Impulsivität, wozu auch die Reduktion des Substanzkonsums gehört. Es ist wenig aussichtsreich, an einer emotionalen Stabilisierung zu arbeiten, wenn die Betroffenen unter prekären Bedingungen leben und ungehemmt psychoaktive Substanzen konsumieren. Umgekehrt ist mit einiger Wahrscheinlichkeit davon auszugehen, dass eine Stabilisierung der Lebensbedingungen, die Schaffung einer sinnvollen Tagesstruktur, die konstruktive Lebensperspektiven eröffnet, und der Verzicht auf Substanzkonsum zur Stabilisierung beitragen (siehe auch Abschnitt 6.3.4). Daher wird in der schulenübergreifenden Leitlinie zur Behandlung von Persönlichkeitsstörungen folgende Hierarchisierung der Therapieziele empfohlen (vgl. Renneberg et al. 2010, zitiert nach v. Sydow 2018):

- Überleben und körperliche Unversehrtheit sichern
- Gefährdung der Therapie vermeiden/reparieren
- Lebensgrundlagen stabilisieren (Geld, Wohnen etc.)
- Impulsivität verringern, Selbststeuerung erhöhen
- Beziehungen klären
- kohärentes Narrativ entwickeln: Erleben verstehen und verständlich machen
- konstruktive Lebensperspektiven eröffnen (Ausbildung, Beruf, Beziehungen, ...)
- Entwicklungen ermöglichen, anstoßen, begleiten
- auf die Grenzen des Machbaren hinweisen.

6.2.4 Müssen Diagnosen explizit besprochen werden?

In den meisten Therapieverfahren und auch in der aktuellen Behandlungsleitlinie für Borderline-Persönlichkeitsstörungen wird ein explizites Thematisieren der Diagnose nahegelegt. Dies ist unumgänglich, wenn aufgrund der erwartbaren Krisenhaftigkeit spezielle Vereinbarungen getroffen oder, wie es viele spezialisierte Ansätze machen, ein »Therapievertrag« abgeschlossen werden muss (vgl. Abschnitt 7.1). Wenn die Diagnose jedoch nicht bekannt, das »Etikett« noch nicht vergeben ist, kommt aus systemischer Perspektive auch eine »stille Diagnose« infrage. Für systemische Therapeut:innen kann es sinnvoll sein, das Konzept des Borderline-Musters im Kopf zu haben, aber bei der Benennung und beim gemeinsamen Fokussieren bei individualisierten erlebnisnahen Beschreibungen der dysfunktionalen FDV-Muster bzw. strukturellen Schwächen zu bleiben, statt diese explizit als Diagnose oder gar als »Erklärung« für ein bestimmtes Sosein einzuführen. Dass Kliniker:innen übereingekommen sind, ein bestimmtes Störungsmuster von emotionaler Instabilität als Borderline-Persönlichkeitsstörung zu benennen, hilft ja per se noch nicht dabei, dieses Störungsmuster besser zu verstehen. Oft aber gibt es negative Reaktionen auf eine konkrete Benennung oder unerwünschte Auswirkungen – nicht nur für die therapeutische Beziehung und damit die Kooperationsbereitschaft, sondern auch hinsichtlich der Einschätzung von Veränderbarkeit. Hier kann die Beschreibung konkreter problematischer oder leidvoller FDV-Programme viel besser geeignet sein, die gewünschten Veränderungen zu formulieren und dann auch therapeutisch zu unterstützen.

Allerdings gibt es auch Patient:innen, für die eine explizite Störungsdiagnose eine Entlastung darstellt: »Sie leiden an einer Borderline-Störung, daher besteht eine Störung der Emotionskontrolle und eine Überempfindlichkeit bezüglich sozialer Enttäuschungen« mag zwar eine aus erkenntnistheoretischer Perspektive fragwürdige Verwechslung von Erklärung und Bezeichnung sein, ist erfahrungsgemäß für viele Betroffene aber dennoch hilfreich, vor allem wenn damit verbunden spezialisierte Behandlungsprogramme angeboten werden. Aus systemischer Perspektive geht es daher bei der Entscheidung stille oder explizite Diagnose wie so oft um die Frage der Nützlichkeit: Wenn zu erwarten ist, dass das explizite Thematisieren der Diagnose und die damit verbundene »Aufklärung« für die Betroffenen entlastend und für die Kooperation nützlich ist, sollte keine dogmatische Ablehnung von Diagnosen daran hindern. Wenn andererseits damit zu rechnen ist, dass eine Persönlichkeitsstörungsdiagnose die therapeutische Beziehung belasten oder resignativen Rückzug befördern würde, empfiehlt es sich, diese nicht auszusprechen. In manchen Fällen kann es sogar sinnvoll sein, eine bereits bestehende Diagnose ein Stück weit zu dekonstruieren: Gerade wenn es eine hohe Identifikation mit der Diagnose gibt und diese Erklärung des Soseins zu einer resignativen Einschätzung der Unveränderbarkeit führt (»So bin ich halt«), kann es sinnvoll sein, darauf hinzuweisen, dass eine Persönlichkeitsstörung keine Erklärung, sondern nur eine Bezeichnung für ein bestimmtes Muster an Erlebnis- und Verhaltensweisen ist und dass diese, wenn auch nicht von jetzt auf gleich, aber doch mittelfristig veränderbar sind. »Wir sind so, wie wir sind, weil wir noch nicht versucht haben, anders zu sein« wäre dann die Einladung, sich das problematische, leidvolle Erleben genauer anzusehen und hinsichtlich möglicher Einflussnahme zu untersuchen.

6.2.5 Organisatorische Rahmenbedingungen und Vereinbarungen für das Vorgehen im Krisenfall

Unter den organisatorischen Aspekten möchten wir auf die Themen Therapiefrequenz, Absageregelung und Erreichbarkeit außerhalb der Therapiestunden eingehen, wofür es mit Borderline-Klient:innen klare Absprachen braucht.

Die etablierten störungsspezifischen Therapieansätze arbeiten alle eher hochfrequent, indem einzeltherapeutische Kontakte zumindest einmal pro Woche angeboten und häufig mit weiteren (Gruppen-)Angeboten verbunden sind. Ein strikt vorgegebenes wöchentliches Therapieangebot ist in der systemischen Therapie unüblich. Als Systemiker:innen gehen wir davon aus, dass die wesentlichen

Veränderungen zwischen den Sitzungen stattfinden, während innerhalb der Sitzungen nur Veränderungsimpulse gegeben werden, die dann Zeit brauchen, sich im Leben auszuwirken. Für Menschen mit Borderline-Störung ist diese Sichtweise meist zu optimistisch, da zu befürchten ist, dass sich zwischen den Sitzungen nicht die Veränderungsimpulse, sondern die Störungsmuster unbeeinflusst realisieren, wenn die Therapiesitzungen in zu großen Abständen stattfinden. Die Arbeit an strukturellen Defiziten ist zwangsläufig zeitintensiv, da es hier um kleinschrittige Lern- und Wiederholungsprozesse geht, die zum Teil aktiv therapeutisch angeleitet werden müssen und sich nicht einfach durch die Unterbrechung von Problemkreisläufen realisieren. Bei zu geringer Therapiefrequenz besteht die Gefahr, dass für diese Lern- und Entwicklungsprozesse zu wenig Zeit bleibt, da sich erfahrungsgemäß häufig Krisen oder Belastungen der therapeutischen Beziehungen ereignen, die ebenfalls therapeutische Aufmerksamkeit erfordern. Meistens entspricht die zumindest wöchentliche Frequenz auch den Bedürfnissen der Klient:innen, die aufgrund ihrer negativen Beziehungserfahrungen hohe Anforderungen an Sicherheit in der therapeutischen Beziehung stellen. Daher würden wir uns der auch in der S3-Leitlinie formulierten Empfehlung anschließen, dass »die Therapiefrequenz und Therapiedauer sich an den individuellen Bedürfnissen und Lebensverhältnissen der Betroffenen orientieren und nach Möglichkeit eine Sitzung pro Woche nicht unterschreiten soll« (DGPPN 2022). Eine Ausnahme bilden Klient:innen mit geringerer Beeinträchtigung, aber hoher Therapieambivalenz. In diesen Fällen kann eine Phase des »Herantastens« mit niedrigfrequenten Gesprächen sinnvoll sein. Dies gilt ebenso in der »Ausschleichphase« von längeren Behandlungen, wenn bereits eine höhere Stabilität erreicht worden ist.

Je schwerer die strukturelle Störung, desto geringer ist die Wahrscheinlichkeit, dass Klient:innen ihre vereinbarten Termine regelmäßig wahrnehmen und sich dazwischen ruhig verhalten. Die Unfähigkeit, vereinbarte Termine mit einiger Regelmäßigkeit einzuhalten, limitiert zweifelsohne die Behandlung instabiler Klient:innen in der freien Praxis. Therapeut:innen sind in der Regel kaum dazu bereit, jede zweite Stunde vergeblich auf Klient:innen zu warten. Von den spezialisierten Behandlungseinrichtungen wird meist ein »nachgehendes Verhalten« empfohlen – das heißt: Therapeut:innen sollen Klient:innen aktiv kontaktieren, wenn sie einen Termin nicht eingehalten haben, um die Abbruchwahrscheinlichkeit zu reduzieren. Dies berücksichtigt die Erfahrung, dass Borderline-Klient:innen aufgrund ihrer eingeschränkten Steuerungs- und Selbstberuhigungsfähigkeiten Termine oft nicht einhalten, mit den dann auftretenden Schuldgefühlen oder katastrophisierenden Ängsten (»Das wird mir meine Therapeutin nie verzeihen, jetzt habe ich keine Chance mehr bei ihr«) aber schlecht umgehen können und erst dadurch der Abbruch erfolgt. Deshalb ist eine freundliche Einladung zur Fortsetzung nach einem versäumten Termin aus störungsspezifischer Sicht meist sinnvoll. Krisenhaftigkeit und daraus resultierende Unverlässlichkeit sollten als Teil des Krankheitsbildes anerkannt werden, dennoch müssen diesbezügliche Grenzen und die daraus resultierende Verantwortung der Klient:innen offen angesprochen werden.

Eine weitere Herausforderung stellen Klient:innen dar, die zwar ihre Stunden regelmäßig einhalten, aber darüber hinaus viel Unterstützung benötigen. Häufige Anrufe oder das Drängen auf zusätzliche Termine können zur Belastung für die therapeutische Beziehung werden. Hier gibt es keine allgemeingültige Regel, da Therapeut:innen individuell entscheiden müssen, in welchem Umfang sie außerhalb der zu verrechnenden Therapieeinheiten für Klient:innen zur Verfügung stehen können und wollen. Eine strikte Begrenzung der Zuständigkeit auf die Therapiestunden wird jedenfalls in der einschlägigen Fachliteratur *nicht* empfohlen, da die Verfügbarkeit von akuter interpersoneller Unterstützung speziell zu Therapiebeginn helfen kann, schwere Krisen abzuwenden. Wenn diese Form der akuten Krisenintervention in adäquater Weise genützt wird, kann darüber auch die Qualität der therapeutischen Beziehung gefestigt werden.

Für die jeweils individuelle Abwägung sollten neben den Lebensumständen und Einstellungen der Therapeut:innen auch folgende Faktoren berücksichtigt werden: Werden die Anrufe »zwischendurch« zur Abwendung von selbstschädigendem Verhalten genutzt? Gibt es Hinweise auf Therapiefortschritte? Überwiegen damit die positiven Effekte der zusätzlichen Telefonate? Lassen sich Vereinbarungen über deren Limitierung treffen?

Wenn wir uns noch einmal die diagnostischen Kriterien der Borderline-Störung in Erinnerung rufen, wird klar, dass es bei den meisten Betroffenen im engsten Sinne »definitionsgemäß« wiederholt zu bedrohlichen und das Therapiegeschehen belastenden Ereignissen und Symptomen wie Wutausbrüchen, Selbstverletzungen oder suizidalen Drohungen bzw. Handlungen kommt. Insbesondere bei strukturell stark beeinträchtigten Personen können weitere Problembereiche wie Suchtverhalten, Essstörungssymptome, schwere PTBS-Symptome inklusive ausgeprägter Dissoziationen oder paranoide Verarbeitungsmuster bis hin zu psychotischen Dekompensationen hinzutreten, die das psychotherapeutische Arbeiten erheblich erschweren.

Wenn diese Symptome sehr ausgeprägt sind und dadurch fortlaufend eine hohe Gefährdung für die Betroffenen und/oder deren Umfeld besteht, ist eine alleinige ambulante Psychotherapie nicht zielführend oder vertretbar, worauf im Abschnitt 7.3 genauer eingegangen wird. Glücklicherweise ist eine solche Intensität an Beeinträchtigung nur bei einer kleinen Gruppe der Personen gegeben, die eine Borderline-Störung bzw. strukturelle Beeinträchtigungen aufweisen. Aber auch bei mittelschweren Störungsbildern muss damit gerechnet werden, dass es in unterschiedlichen Phasen des Therapieverlaufes insbesondere vor dem Hintergrund von externen Stressoren (typischerweise Trennungen oder sonstigen Verlusterlebnissen auf der Beziehungsebene) zu akut selbst- und therapiegefährdenden Verhaltensmustern kommt. In der störungsspezifischen Fachliteratur wird daher die Notwendigkeit eines proaktiven (anstelle eines reaktiven) Therapeut:innenverhaltens (Gunderson a. Links 2014, S. 15) beschrieben, was bereits bei der Verhandlung der Therapieziele beginnt. Sowohl DBT als auch GPM fordern eine klare Hierarchisierung der Therapieziele: Suizidalität und selbstschädigendes sowie therapieschädigendes Verhalten haben stets Vorrang gegenüber anderen Therapieinhalten (vgl. Bohus 2011, S. 625–626). Auch für systemische Therapeut:innen empfiehlt es sich, klar und gegebenenfalls direktiv festzuhalten, unter welchen Bedingungen bzw. innerhalb welcher Grenzen eine Therapie stattfinden kann. Dabei sollte von Anfang an darauf hingewiesen werden, dass eine Therapie nur kontinuierlich fortgesetzt wird, solange sie sich als nützlich erweist, und dass sich diese Nützlichkeit unter anderem in einer Reduktion von hochproblematischen Verhaltensmustern wie Suizidalität und Selbstverletzungen zeigen muss.

Wenn aufgrund der Vorgeschichte (z. B. Suizidversuche in der Anamnese) und evtl. auch des Zuweisungskontextes (Patient:innen kommen beispielsweise nach stationärer Behandlung mit entsprechender Diagnose in die Therapie) bereits zu Therapiebeginn damit gerechnet werden muss, dass es auch künftig zu Phasen kritischer Instabilität kommen wird, sollte dies bereits in der Therapieanbahnungsphase proaktiv aufgegriffen werden. Es muss explizit und offen besprochen werden, wo sich die Grenzen der Verantwortbarkeit und der Sinnhaftigkeit für das jeweilige therapeutische Setting verorten und wie gemeinsam reagiert wird, falls eine Überschreitung derselben droht. Das Vorgehen bei akuter Selbstgefährdung sollte dabei ebenso besprochen werden wie die Möglichkeit der Chronifizierung auf einem sehr instabilen Niveau. Wann müsste die Therapie unterbrochen, wann wegen fehlender Wirksamkeit beendet werden? Wie lange ist die Fortführung der Behandlung zu rechtfertigen, wenn sie nicht zu einer Stabilisierung führt? Wie ist die Therapeut:in außerhalb der Sitzungen erreichbar? Welche Vereinbarungen können für den Fall akuter Selbstgefährdung getroffen werden? Wie sind die Vereinbarungen bezüglich nicht eingehaltener Termine?

Man kann zu den von einigen spezialisierten Behandlungseinrichtungen abgeschlossenen »Behandlungsverträgen« stehen, wie man will, aber völlige Ignoranz gegenüber der zu erwartenden Krisenhaftigkeit von Borderline-Patient:innen ist sicher nicht der richtige Weg – genauso wenig wie das erschrockene Wegschicken, sobald sich Krisen ereignen. In Abschnitt 6.5 und in Kapitel 7 wird noch ausführlicher auf die Möglichkeiten eines professionellen Krisenmanagements, aber auch auf die Grenzen der Behandelbarkeit im Rahmen einer psychotherapeutischen Einzelpraxis eingegangen.

6.3 Stabilisierung und Bearbeitungsphase

Wenn das Störungsverständnis - mit oder ohne explizite Diagnose - konsensualisiert und der Therapieauftrag in einem Ko-Konstruktionsprozess formuliert ist, beginnt die eigentliche »Bearbeitungsphase«. Während in vielen Therapiemethoden die Behandlungsabschnitte Diagnostik, Therapievereinbarung und Behandlung deutlich unterschieden werden, können diese Schritte in einer systemischen Therapie oft weniger eindeutig abgegrenzt werden. In der Behandlungsphase geht es jedenfalls um die Verbesserung der strukturellen Kompetenzen, um die Etablierung eines Beobachter-Ichs, das immer verlässlicher steuernde Funktion übernehmen soll, und um das Erlernen von Distanzierungs- und Selbstberuhigungsfähigkeiten, um (auto)destruktive Impulse neutralisieren zu können. Im folgenden Abschnitt werden einzelne Aspekte dieser Arbeit konkret beschrieben.

6.3.1 Förderung einer inneren Beobachterposition

Bereits die in der Anfangsphase der Therapie fokussierten Defizite der strukturellen Kompetenzen fördern das Verständnis für individuelle Schwierigkeiten und über die individualisierten erlebnisnahen Beschreibungen eine selbstreflexive Auseinandersetzung mit den Mustern psychischer Selbstorganisation. Indem die Therapeutin psychische Prozesse in Worte fasst, indem sie einen Zusammenhang zwischen konkreten Situationen, Gefühlen und zugrunde liegenden Bedürfnissen anbietet, wird - je nach Fokus - das Verständnis für die eigenen psychischen Prozesse oder die Empathiefähigkeit, das heißt die Fähigkeit, andere Menschen in ihren jeweils eigenen Erlebnisweisen, Gefühlen und Bedürfnissen zu verstehen, gefördert.

Diese bewusste Auseinandersetzung mit intrapsychischen Prozessen beinhaltet auch und am Anfang vor allem die Förderung der rechtzeitigen Wahrnehmung von Spannungsaufbau und die Fähigkeit, den Impuls, (selbst)schädigende Handlungen zu setzen, umzulenken. Die Verbesserung der Impulskontrolle, das Unterbrechen von selbst- und beziehungsschädigendem Verhalten ist jedenfalls ein wichtiges erstes Therapieziel, da eine diesbezügliche Stabilität notwendig ist, um bestehende Beziehungen zu entlasten und um in der Therapie eine Arbeit abseits von Kriseninterventionen zuzulassen. In der Schematherapie müssen Klient:innen z. B. lernen, »auf die Stopptaste« zu drücken, wenn sie heftige Gefühle verspüren. Auf diese Weise gewinnen sie Zeit für eine bewusste Auseinandersetzung mit der emotional belastenden Situation und dem daraus resultierenden Handlungsimpuls.

Personen mit einer Borderline-Störung müssen zwar oft zur Wahrnehmung und Differenzierung ihrer Gefühle ermutigt werden, gleichzeitig müssen sie jedoch - wie bereits erwähnt - lernen, ihren Gefühlen zu »misstrauen«: Ein Gefühl ist kein Befehl zu handeln. Mit Fragen wie »Ist dieses Gefühl ein guter Ratgeber? Wollen Sie diesem Gefühl vertrauen?« können die Fähigkeiten, anders als bisher mit schmerzhaften Gefühlen umzugehen, gefördert und damit destruktive Interaktionssequenzen unterbrochen werden.

Der Aufbau eines beobachtenden Selbst, das nach und nach lernt, die strukturellen Beeinträchtigungen zu erkennen und das daraus resultierende schädigende Verhalten zu unterbrechen, sollte im Zentrum der therapeutischen Bemühungen im Umgang mit der Borderline-Störung stehen. Aus dem »beobachtenden Ich« soll im Laufe der Therapie ein »steuerndes Ich« werden, das die Reaktionen auf Belastungen zunehmend verlässlich regulieren kann.

6.3.2 Die Förderung von Selbstberuhigungsfähigkeiten durch Imagination und Achtsamkeitsübungen

Das erste Therapieziel in der Kooperation mit strukturell beeinträchtigten Klient:innen besteht in der Stabilisierung und im Abbau von selbst- und fremdgefährdendem Verhalten. Immer wieder müssen Therapeut:innen bei der Bewältigung aktueller unerträglicher Emotionen oder Situationen unterstützen. In vielen Fällen ist es nötig, Distanzierungs- und Selbstberuhigungstechniken zu vermitteln.

Von Marsha Linehan (1996) wurden dafür spezifische psychoedukative Gruppen entwickelt, was vor allem im stationären Kontext sehr nützlich ist. Aber auch in Einzeltherapien können hier psychoedukative Elemente mit Gewinn eingesetzt werden.

Zunächst werden Klient:innen darin unterstützt, die Auslösesituationen (»Trigger«) für die unerwünschten Gefühlszustände zu erkennen und zu benennen und das gerade bestehende »Stressniveau« einzuschätzen. Nur bei leichter bis mäßiger emotionaler Aktivierung wird empfohlen, sich dem Gefühl zuzuwenden und nach dem dahinterstehenden Grundbedürfnis zu suchen. Bei hoher Aktivierung (Stressniveau über 70 %) steht die Regulation und Distanzierung vom Affekt im Vordergrund. Dafür wird gemeinsam mit den Klient:innen ein individueller »Notfallplan« erarbeitet. Es empfiehlt sich, diesen auch schriftlich auszuarbeiten und den Klient:innen mitzugeben oder diese aufzufordern, einen Notfallkoffer bzw. ein kleines »Schatzkästchen« zu basteln, das mit Dingen (oder Symbolen von Dingen) gefüllt ist, die in extremen Spannungssituationen hilfreich sind: Bilder, Düfte, Musik, ein Kuscheltier, die Anleitung einer Imaginations- oder Bewegungsübung, ein Spruch oder auch z. B. eine Chilischote, falls ein starker körperlicher Reiz notwendig ist, um die drohende Selbstverletzung abzuwenden. Darüber hinaus können die Klient:innen aufgefordert werden, eine Liste der Argumente anzufertigen, die für die Anwendung der Skills und gegen die Ausübung der Selbstverletzung sprechen. Auch diese Liste sollte im Notfallkoffer aufbewahrt werden. Die wichtigsten Elemente der Selbstberuhigung müssen in der Therapiestunde eingeübt werden. Auf die Unterbrechungstechniken wird in Abschnitt 6.3.3 noch genauer eingegangen.

Viele systemische Therapeut:innen haben hypnosystemische oder traumaspezifische Weiterbildungen absolviert und verfügen daher über ein großes Repertoire an imaginativen ressourcenfördernden Techniken, die für die Affektregulation genützt werden können. Andere verzichten auf die Anwendung hypnotherapeutischer Techniken, weil sie davor zurückschrecken, Klient:innen »in Trance zu versetzen«. Diesen Kolleg:innen kann durchaus empfohlen werden, bestimmte Imaginationen ohne vorherige Tranceinduktion durchzuführen, wie in der Fallgeschichte von Frau Schwarz unten ausgeführt. Je nach Ausmaß der nach innen gerichteten Aufmerksamkeit können statt Imaginationen auch nur bilderreiche Erzählungen das Ergebnis der gemeinsamen Aufmerksamkeitsfokussierung sein. Luise Reddemann (2001, S. 41) schreibt dazu:

> »Man kann auch damit beginnen, sich die Übungen eher wie Geschichten zu erzählen, also noch ganz im Denken zu bleiben, da man aber bilderhaft denkt, werden diese Geschichten auch eine Wirkung haben.«

Es gibt sogar Klient:innen, bei denen der Verzicht auf einen vertieften Entspannungszustand indiziert ist, weil sie ein hohes Ausmaß an Kontrolle über die Situation brauchen und die ausschließliche Fokussierung nach innen massive Angst auslöst.

Jedenfalls ist bei Klient:innen mit einer Borderline-Störung vor jeder bewältigungsorientierten Auseinandersetzung mit einem aktuellen Thema zu überprüfen, ob sie in einem »arbeitsfähigen« Zustand sind. Nur dann können klärende oder unterschiedserzeugende Fragen einen produktiven Prozess anstoßen. Oft reicht die beruhigende Wirkung des therapeutischen Settings, die vertrauensvolle Beziehung, ein paar freundliche Bemerkungen oder die Frage, was in der Zwischenzeit gelungen ist, um Klient:innen zu beruhigen. Wenn hingegen die innere Aufgewühltheit, das Überflutetwerden von einer Emotion (Angst, Wut, Trauer, ...) oder massive Verunsicherung und Ratlosigkeit so nicht zu überwinden sind, bedarf es einer spezifischen therapeutischen Intervention zum Zwecke der Beruhigung (vgl. Wagner u. Russinger 2016, S. 218 f.).

Dabei bleibt zu bedenken, dass Klient:innen uns diesbezüglich nicht explizit beauftragen können. Nur in den seltensten Fällen vermögen sie uns mitzuteilen: »Ich kann im Moment gar nicht klar denken. Helfen Sie mir zuerst, mich zu beruhigen, sonst hat die weitere Arbeit keinen Sinn.« Diese Einschätzung obliegt meist den Therapeut:innen und bleibt so eine »Expert:innenleistung«. In einem nächsten Schritt geht es dann darum, den Schwenk vom berichteten Thema zur »beruhigenden Intervention« zu begründen und dafür ein (Ein-)Verständnis zu erzielen. Das konkrete Vorgehen soll in der folgenden Fallvignette beispielhaft dargestellt werden (vgl. Wagner u. Russinger 2016, S. 219).

Frau SCHWARZ, bei der in der Vergangenheit eine Borderline-Störung diagnostiziert wurde, kommt seit einem halben Jahr wegen multipler Belastungen (berufliche Neuorientierung nach der Babypause, eheliche Schwierigkeiten und eskalierende Konflikte mit den Schwestern, die in einem gemeinsamen Mehrfamilienhaus leben) in Therapie. Im aktuellen Gespräch erscheint sie besonders aufgewühlt, springt von einem Thema zum anderen, wirkt dabei fahrig und auch körperlich deutlich angespannt. Sie schneidet unterschiedliche Themen an, fragt »Was soll ich tun ...?«, um dann, ohne eine Antwort, ein Nachfragen abzuwarten, zum nächsten Problembereich zu wechseln. Statt zu fragen: »Was ist denn heute das Wichtigste? Womit sollen wir uns als Erstes beschäftigen?«, was im Sinne der Auftragsorientierung naheliegen würde, komme ich (E. W.) zu der Einschätzung, dass der aktuelle Zustand der Klientin eine produktive Auseinandersetzung mit einem Problem (egal welchem) nicht erlaubt, und schlage daher ein anderes Vorgehen vor:
»Frau Schwarz, ich nehme Ihre Not, Ihre Bedrängnis wahr und ich verstehe Ihr Bedürfnis, mir ganz viel davon zu erzählen, was Sie belastet, was Ihnen durch den Kopf geht. Mir ist klar, wie verzweifelt Sie sind und dass Sie so schnell wie möglich Hilfe bei der Lösung Ihrer Probleme haben wollen. Andererseits habe ich auch den Eindruck, dass Sie unglaublich aufgewühlt sind. Mir kommt so ein Bild von einem bedrohlichen Strudel in Ihrem Inneren, der es im Moment gar nicht erlaubt, sich konzentriert und gefasst mit den einzelnen Problemen zu beschäftigen.« Nachdem die Klientin diese Wahrnehmung bestätigt und die dazugehörigen Körpergefühle (Ganzkörperanspannung, Herzrasen, Kieferschmerzen, ...) beschrieben hat, frage ich sie, ob sie diesen Zustand ebenfalls von zu Hause kennt. Auch dies bestätigt die Klientin, immer öfter würde sie in den letzten Wochen diese Anspannung und Fahrigkeit erleben. Vor diesem Hintergrund ist es einfach, ein Verständnis dafür zu entwickeln, dass es zunächst darum geht, die Selbstberuhigungsfähigkeit zu fördern. Um eine Auswahl aus all den zur Verfügung stehenden Interventionen zu treffen, frage ich die Klientin, die im Zusammenhang mit ihrer BPS und ihrer Bulimie über viel Therapieerfahrung verfügt, welche Methoden sie diesbezüglich schon kennengelernt hat. Frau Schwarz berichtet, dass sie alle gängigen Entspannungsmethoden und viele Meditationen im Laufe der Jahre ausprobiert habe, aber immer nur mit mäßigem Erfolg. Sie könne die anflutenden Gedanken und Gefühle nicht beiseiteschieben, die Imaginationen seien daher sehr anstrengend und von Selbstabwertung begleitet (»Sogar dafür bin ich zu blöd ...«).

Aufgrund dieser negativen Vorerfahrungen mit Meditation und stabilisierenden Imaginationen wähle ich keine der gängigen hypnotherapeutischen Interventionen, sondern frage die Klientin: »Wann hatten Sie zuletzt ein wirklich positives Gefühl von Sicherheit, Ruhe, Gelassenheit, Kraft–irgendetwas, was sich deutlich anders anfühlte als Ihr momentaner Zustand von Aufgewühltheit?« Da der Klientin zunächst nichts einfällt, versuche ich, der affektbedingten Einschränkung der Erinnerungsfähigkeit durch die Erwähnung konkreter Situationen ihres Lebens entgegenzuwirken. »Wie ist es, wenn Sie mit Ihren Kindern kuscheln, gibt es da lustvolle Momente des Miteinanders, wo Sie Abstand zu all Ihren Problemen gewinnen und sich wichtig, geliebt und wertvoll wahrnehmen? Oder bei der Arbeit, wenn Ihnen etwas gut gelingt, wenn Sie Anerkennung bekommen und merken, dass Sie jemandem geholfen haben, gibt es da Momente der Zufriedenheit, der inneren Zustimmung?« Am Gesichtsausdruck der Klientin ist zu bemerken, dass sie eine suchende Haltung einnimmt, aber ein deutliches Signal für eine Stimmungsänderung (ein positiver somatischer Marker) bleibt aus. Erst beim Thematisieren von Flow-Erlebnissen beim Laufen hellt sich die Miene der Klientin auf, sie erinnert sich an ein Langlauf-Erlebnis vor wenigen Wochen, in schöner Landschaft, ganz für sich allein. Wir erkunden das Erleben in allen körperlichen, sinnlichen und kognitiven Qualitäten: Wo hat sie ihre Kraft gespürt, die Sicherheit, die Zuversicht, wie hat sie aus dieser Distanz über die anstehenden Probleme gedacht, über ihr Potenzial, alles gut zu bewältigen? Die Klientin wurde aufgefordert, die Auswirkungen dieser Aufmerksamkeitsfokussierung auf ihren momentanen Zustand wahrzunehmen (»Wo spüren Sie jetzt die Veränderung gegenüber vorhin, was genau fühlt sich jetzt anders an?«) und ermuntert, diesen Effekt immer wieder anzustreben, wenn sie außerhalb der Therapiesituation in so einen »aufgewühlten Zustand innerer Bedrängnis« gelangt (vgl. Wagner u. Russinger 2016, S. 219 ff.).

Die ausführliche Schilderung dieses Beispiels soll zum einen dazu dienen, auch Kolleg:innen ohne vertiefte hypnotherapeutische Kenntnisse zu ermutigen, durch die Aktualisierung und multimodale Anreicherung positiver Erlebniszustände die Selbstberuhigungsfähigkeit von Klient:innen zu fördern, zum anderen soll damit aufgezeigt werden, dass oft die Aktualisierung realer eigener positiver Erfahrung sogar leichter gelingt als standardisierte Entspannungstechniken oder Tranceanleitungen (vgl. Wagner u. Russinger 2016, S. 222).

Auch die »Betty-Erickson-Technik«[10] kann als einfach zu erlernende Methode der Selbsthypnose eingeübt werden, ebenso wie kleine Achtsamkeitsübungen, die gerade geeignet sind, die Aufmerksamkeit der Klient:innen nach innen zu richten, ohne einen tiefen Entspannungszustand anzustreben. Als Beispiel sei hier eine Anleitung wiedergegeben, die von Luise Reddemann auch zur Vorbereitung von Imaginationen eingesetzt wird.

»Ich bitte Sie jetzt, eine für Sie angenehme Körperhaltung zu finden. Spüren Sie erst einmal, dass Ihr Körper Kontakt mit dem Boden oder dem Sessel hat. Es geht nur darum wahrzunehmen, dass Ihr Körper Kontakt hat und wo er Kontakt hat. ...
Und als Nächstes bitte ich Sie wahrzunehmen, dass Ihr Körper atmet und dass er dabei Bewegungen macht. Registrieren Sie diese Bewegungen. Registrieren Sie, dass sich der Brustkorb sanft hebt und senkt ... Und dass die Bauchdecke sich hebt und senkt ... Und wenn Sie besonders aufmerksam sind, dann spüren Sie auch, dass die Nasenflügel ganz kleine Bewegungen machen ... Und diese Bewegungen des Körpers beim Atmen nehmen Sie einige Augenblicke lang wahr. ... Beenden Sie die Übung, indem Sie wieder bewusst wahrnehmen, dass Ihr Körper Kontakt mit dem Boden oder mit dem Stuhl hat, und nehmen Sie Ihre Körpergrenzen achtsam wahr. Kehren Sie dann mit der Aufmerksamkeit bewusst in den Raum zurück und nehmen Sie diesen bewusst wahr« (vgl. Reddemann 2001, S. 35).

Auch die Tresor-Übung, die sich zur Stabilisierung von Klient:innen mit belastenden biografischen Erinnerungen besonders gut eignet, kann nach einer Tranceeinleitung als hypnosystemische Intervention oder einfach im Gespräch entwickelt werden. Die Therapeutin äußert dafür die Idee, dass es hilfreich sei, belastende Erinnerungen, Bilder, Gefühle, die sich ungebeten einstellen, erst einmal wegpacken zu können. In weiterer Folge wird die Klientin aufgefordert, sich einen Behälter, ein Gefäß vorzustellen, wo die Erinnerungen/

10 Verfügbar unter: https://odebrecht-stiftung.de/krankenhaus/wp-content/uploads/sites/3/2019/01/Betty-Erickson-Methode.pdf [9.12.2022].

Bilder deponiert und sicher aufbewahrt werden können. Häufig ist es sinnvoll, sich den Verschlussmechanismus genau beschreiben zu lassen und sicherzustellen, dass niemand anderer den »Tresor« öffnen kann. Statt der imaginativen Anleitung des »Wegsperrens« kann dieses aber auch auf der Handlungsebene angeboten werden. Gerade wenn sich in der Therapiesitzung unerwartet hoch belastende Erinnerungen einstellen und sichergestellt werden soll, dass die Klient:in in der Zeit bis zur nächsten Therapiesitzung davon nicht übermäßig belastet wird, kann der Klient:in angeboten werden, die Erinnerung »hier im Therapieraum zu lassen«. Dafür kann es hilfreich sein, ein Kuvert anzubieten und die mit den belastenden Erinnerungen assoziierten Inhalte (z. B. auf Post-its notiert) hineinzustecken. Anschließend wird der Umschlag zugeklebt (vgl. Wagner u. Russinger 2016, S. 225).

Für weitere Anregungen kann auf die spezifische Fachliteratur verwiesen werden (z. B. Reddemann 2001), die konkreten Anleitungen zur Imagination des »inneren sicheren Ortes« oder zur »Baum-Meditation« finden sich im Internet. Auch in Wagner u. Russinger (2016) haben wir viele weitere Methoden der Selbstberuhigung und der imaginativen Ressourcenarbeit, die sich sowohl bei Traumafolgestörungen als auch bei Borderline-Persönlichkeitsstörungen gut bewährt haben, dargestellt.

6.3.3 Methoden zur Unterbrechung bei Dissoziation und Affektüberflutung

Neben den diversen Selbstberuhigungs- und Distanzierungstechniken braucht es oft Methoden zur Unterbrechung von Dissoziation und Affektüberflutung. In spezialisierten Behandlungseinrichtungen kommt bei starken Spannungszuständen die sogenannte »Skillskette« der Dialektisch-Behavioralen Therapie (DBT, z. B. Bohus u. Wolf-Arehult 2013) zum Einsatz. Zunächst werden starke, nicht verletzende Körperreize eingesetzt, um die Orientierung im Hier und Jetzt zu fördern, erst danach werden »sanftere« Selbstberuhigungstechniken angewandt.

Zur Unterbrechung werden zum Beispiel Igelbälle, Temperaturreize (kaltes Wasser, Eiswürfel), starke Gerüche (Ammoniak, ätherische Öle) oder Geschmacksempfindungen (Chilischote) bzw. anstrengende Bewegungsübungen (schnelles Stiegensteigen, sich mit dem Rücken an die Wand lehnen und die Knie im 90-Grad-Winkel aufstellen) angeboten. Die starken Körperempfindungen führen zu einer neuen Aufmerksamkeitsfokussierung und unterbrechen damit aversive Zustände (vgl. Bohus u. Wolf-Arehult 2013).

Wenn dissoziative Zustände und psychogene Krampfanfälle während psychotherapeutischer Sitzungen auftreten, stellt das auch für die Behandelnden eine hohe Belastung dar. In diesen Fällen muss die Behandelbarkeit in einer privaten Psychotherapiepraxis überdacht werden, worauf in Kapitel 7 noch genauer eingegangen wird. In Momenten der Dissoziation ist ein deutliches Ansprechen mit dem Namen und Hilfestellung bei der Reorientierung sinnvoll: Klient:innen werden gebeten, aufzustehen, die Aufmerksamkeit auf den Behandlungsraum oder die Therapeutin zu richten, sie werden nach dem Datum oder ihrem aktuellen Aufenthaltsort gefragt oder es werden die entsprechenden Informationen gegeben: »Frau Meier, schauen Sie mich bitte an. Ich bin Ihre Therapeutin, Frau X. Sie befinden sich in meiner Ordination. Draußen ist es dunkel, weil es schon 18 Uhr ist. Es ist der 12. Dezember, heute waren Sie tagsüber in der Arbeit und haben am Weg hierher noch Einkäufe erledigt.«

Wenn das Auftreten dissoziativer Zustände auch innerhalb der Therapiesitzungen zu erwarten ist, sollten Klient:innen zu Therapiebeginn befragt werden, was sie in solchen Situationen als hilfreich oder angenehm erleben. Möglicherweise werden bestimmte Düfte oder auch das Zudecken mit einer Decke genannt. Darüber hinaus sollte an der frühzeitigen Erkennung solcher Zustände gearbeitet werden. Oft gelingt es, Auslöser oder »Trigger« zu identifizieren und Gegenstrategien bei sich anbahnenden dissoziativen Zuständen zu entwickeln (z. B. Balanceübungen auf einem Balance-Board oder kurze Ballspielsequenzen, ...).

Eine besondere Herausforderung stellen psychogene Krampfanfälle dar. Klient:innen sind in diesem Zustand nicht ansprechbar und zeigen in unterschiedlichem Ausmaß auch muskuläre Krämpfe, wie in einem epileptischen Anfall. Im Unterschied zu epileptischen Anfällen sind diese psychogenen oder funktionellen Krampfanfälle aber für das Gehirn nicht schädlich und sollten auch nicht medikamentös behandelt werden. Im Anfall ist vor allem darauf zu achten, dass der Kopf geschützt ist, damit sich die Betroffenen nicht verletzen. Oft ist es sinnvoll, weiche Kleidung unter den Kopf zu legen. Das Festhalten oder die Verhinderung von Bewegungen werden in der Regel nicht empfohlen, da dies zu einer Verlängerung des Krampfgeschehens führen kann. Beruhigendes Ansprechen kann hingegen den Anfall verkürzen. Meist ist es nicht nötig, die Rettung oder den Notarzt zu rufen; wenn diese doch kommen, sollten sie darüber informiert werden, dass es sich um einen psychogenen und nicht um einen epileptischen Anfall handelt.

Im folgenden Fallbeispiel wird der differenzierte Umgang mit verschiedenen Selbstberuhigungs- und Unterbrechungstechniken in unterschiedlichen Therapiephasen konkret beschrieben:

Frau Engel, 30 Jahre alt, leidet an einer emotional instabilen Persönlichkeitsstörung vom Borderline-Typ und an einer atypischen Essstörung mit verschiedenen Phasen von anorektischem oder bulimischem Essverhalten. Viele Jahre des Hochrisikoverhaltens (Autofahren im betrunkenen Zustand, massiver Drogenkonsum), Medikamentenabusus, Selbstverletzungen, auch in suizidaler Absicht, und große emotionale Krisen waren dieser Therapie vorausgegangen. Frau Engel beginnt nach einem stationären Aufenthalt eine ambulante Therapie, wobei sie sich anfänglich noch für ca. vier Wochen in tagesklinischer Betreuung befindet. Sie erzählt, dass die Aufnahme zur stationären Therapie sie »viel Überwindung« gekostet habe, da das permanente Zusammensein mit anderen Menschen für sie sehr belastend sei. Misstrauen gegenüber anderen Menschen kenne sie seit der Kindheit, sie tue sich schwer mit anderen, außer mit ihrem Freund, der immer eine große Stütze sei. Ihre Schwierigkeiten mit anderen Menschen führt sie auf ihre Elternbeziehung zurück: Von ihrem Vater hätte sie von frühester Kindheit an körperliche und sexuelle Gewalt erlebt, die Mutter sei Alkoholikerin gewesen und daher wenig verfügbar. Wie sie die Schule und das Studium der Politikwissenschaften schaffen konnte, könne sie sich selbst kaum erklären. Seit ca. vier Jahren arbeitet sie als Verkäuferin in einem Souvenirladen.
Wenn sie sich überfordert fühlt oder Gefühle zu stark werden, aber auch wenn sie

nichts fühlt, fügt sie sich Schmerzen zu: Sie schneidet sich oder schlägt mit dem Kopf gegen die Wand. Selbstverletzendes Verhalten führt dazu, dass der emotionale Druck und die Anspannung von ihr abfallen. Vor fünf Tagen hätte sie sich zuletzt selbst verletzt. Sie hatte diesbezüglich ein Motivationsgespräch in der Tagesklinik gehabt und wäre beinahe disziplinär entlassen worden.
Bereits in der zweiten Stunde wirkt Frau Engel angespannt und gestresst. Sie vermeidet direkten Blickkontakt, kneift sich in ihre Oberarme und Oberschenkel, zittert mit einem Bein. Patient:innen mit strukturellen Störungen verfügen selten über die Fähigkeit, explizit das Bedürfnis nach Hilfe und Unterstützung zu äußern, daher spreche ich (K. H.-K.) die wahrgenommene Anspannung an und biete nach Bestätigung durch die Patientin eine Skalierungsfrage an. Frau Engel gibt ihre Grundspannung bei 4 an und befindet sich aktuell bei 8. Um die Orientierung im Hier und Jetzt zu fördern, biete ich der Patientin einen starken Körperreiz an: »Ich habe hier eine Box mit verschiedenen Gegenständen, die Ihnen helfen könnten, auf Selbstverletzungen zu verzichten, wie zum Beispiel Igelbälle, die Sie schon kennen, oder Duftflaschen, verschiedene Geschmäcker, wie saure Drops oder Chilischoten, und Coolpacks aus dem Gefrierfach. Lassen Sie uns die doch einfach mal gemeinsam ausprobieren und schauen, ob etwas davon spannungsreduzierend wirkt.«
Die nächste Stunde verwenden wir dafür, einen individuell optimal passenden Notfallkoffer zu entwickeln: »Frau Engel, ich würde gerne mit Ihnen einen individuellen Notfallkoffer erarbeiten. Darin sollen verschiedene Dinge enthalten sein, von denen Sie wissen, dass sie in extremen Spannungssituationen für Sie hilfreich sind.« Die Patientin bestückt den Notfallkoffer mit folgenden Dingen:

- kleiner Igelball
- saure Drops
- kein Duftöl, sondern eine Zündholzschachtel, da der Duft, der beim Ausblasen eines Zündholzes entsteht, sie an ihre Großmutter erinnert, die immer eine Kerze angezündet hat und die Einzige ist, mit der positive Erinnerungen verknüpft wären
- Stofftier: ein kleiner Hase, den sie auch von ihrer Großmutter geschenkt bekommen hat
- Kärtchen mit Notfallnummern (vom Partner und von der Kriseninterventionsstelle).

Frau Engel hat sich dafür selbst ein Täschchen genäht, in einer Farbe, die sie mag. Es wurde mit ihr vereinbart, dass sie dieses Täschchen in ihrer Handtasche immer bei sich hat, sodass sie im Notfall darauf zurückgreifen kann. Des Weiteren wurde mit der Patientin noch eine Übung zur raschen Reorientierung erarbeitet: Die

Klientin wurde gebeten, sich im Raum umzusehen und fünf Dinge mit der Farbe »Gelb« (ihrer Lieblingsfarbe) zu finden.

In einer Folgestunde berichtet Frau Engel, dass sie die erarbeiteten Skills als hilfreich erlebt und es ihr gelinge, sie in schwierigen Situationen einzusetzen.

Ich bitte die Patientin, mir von Situationen zu erzählen, in denen die Skills zum Einsatz kamen. Auf diese Art kann überprüft werden, dass die Skills gezielt eingesetzt wurden. Dies ist wichtig, weil Personen mit einer Borderline-Störung häufig dazu tendieren, die Skills in einer Dauerschleife anzuwenden, wodurch diese an Wirkung verlieren.

Im weiteren Verlauf wird deutlich, dass der Einsatz von Skills für Frau Engel zu Hause schwierig ist, vor allem wenn sich ein Gedankenkreisen aus Selbstabwertungen einstellt. Sie erzählt, dass sie dann alle möglichen Skills ausprobiere, es ihr aber nicht gelinge, die Gedanken zu stoppen. Wenn sie unterwegs sei, wäre das viel einfacher. Auf die Frage, was denn zu Hause anders sei, meint Frau Engel, dass sie da mehr für sich sei und es vielleicht deshalb schwieriger wäre, sich zu beruhigen oder Gedanken zu unterbrechen. Da die Patientin in diesem Moment ziemlich enttäuscht und ratlos scheint, entscheide ich mich in einem nächsten Schritt für eine Ressourcenmobilisierung und frage sie nach einem Foto von sich und ihrem Freund, auf dem sie sich gefalle und das sie möge. Nach langem Zögern zeigt mir Frau Engel ein Selfie mit ihrem Freund, auf dem sie in der Küche zu sehen sind und gemeinsam einen Kuchen backen, beide im Gesicht voller Mehl. Ich frage die Patientin, was ihr Freund sagen würde, wenn ich ihn fragte, welche Stärken auf diesem Foto von ihr zu sehen wären. Nach langem Überlegen meint Frau Engel: »Dieses Foto zeigt, dass ich Spaß haben und mich gut konzentrieren kann, da ich alle Rezepte auswendig weiß und kein Kochbuch brauche und die Mehlspeisen trotzdem immer gut werden.« Ich wiederhole die zwei genannten Stärken: »Spaß haben« und »Konzentration«. Dann gebe ich der Patientin ein Zeichenblatt und bitte sie, ihre beiden Fußsohlen auf dem Blatt nachzuzeichnen und diese beiden Stärken darin aufzuschreiben. Ich gebe Frau Engel dann die Aufgabe, dass sie, wann immer sich zu Hause ein Selbstabwertungs-Gedankenkreisen einstellt, sich auf ihre beiden »Energietankstellen« stellen und an die Backsituation denken soll.[11]

11 Diese Anregung verdanke ich Iris Seidler, mündliche Mitteilung 2019.

6.3.4 Lebensstilberatung und Unterstützung bei der Erreichung stabiler Lebensbedingungen sowie Psychoedukation

Unter Psychoedukation versteht man ganz allgemein die systematische und strukturierte Vermittlung von medizinisch fundiertem Wissen über Krankheiten an die Betroffenen und ihre Angehörigen. Dieses Wissen soll das Verständnis für die Krankheit sowie die empfohlenen Behandlungsmethoden und damit die Compliance erhöhen sowie weitere Möglichkeiten der Einflussnahme im Alltagsleben aufzeigen (Lebensstilberatung, ...). Im Rahmen einer Psychotherapie bezeichnet Psychoedukation jene Aspekte der Behandlung, bei denen Informationsvermittlung und die Bearbeitung allgemeiner Störungsaspekte im Vordergrund stehen. Dazu gehören bei der Borderline-Störung nicht nur »Information und Aufklärung« über die Störung selbst, sondern typischerweise auch die Vermittlung von »Skills«, wie z. B. Selbstberuhigungs- und Distanzierungsmethoden.

In der systemischen Fachliteratur wird »Psychoedukation« aufgrund der damit verbundenen Medikalisierung psychischer Leidenszustände und des darin enthaltenen Anspruchs auf objektives Wissen mehrheitlich kritisch betrachtet. Hinzu kommt das Konzept der Nicht-Instruierbarkeit von autopoietischen Systemen: Keinem System kann ein bestimmter Lern- oder Entwicklungsschritt von außen aufgezwungen werden. Daher verzichten systemische Therapeut:innen meist gänzlich auf »Information oder Aufklärung über psychische Störungen« als Bestandteil therapeutischer Prozesse. Solange Psychoedukation allerdings als transparente Information über verfügbares Fachwissen verstanden wird, kann sie aus unserer Sicht widerspruchsfrei in systemische Therapieprozesse integriert werden, wenn dies fallbezogen nützlich erscheint. Psychoedukativ orientierte systemische Ansätze betonen die »Wirkkraft des gemeinsam geteilten Wissens«, wodurch sich »sowohl die Betroffenen als auch deren Angehörige als kenntnisreiche Expert:innen und aktiv Handelnde erleben, was sowohl das Vertrauen in die eigene Selbstwirksamkeit als auch in die Unterstützungskompetenz des engsten Umfeldes stärkt« (vgl. Bäuml u. Pitschel-Walz 2018, S. 227).

Wenn wir Menschen als nichttriviale Systeme konzeptualisieren, gehen wir davon aus, dass sie Informationen nur entsprechend ihrer inneren Selbstorganisation verarbeiten. In einem systemischen Verständnis von Psychoedukation ist es daher notwendig, bei der Formulierung der Informationen auf die Anschlussfähigkeit zu achten – insofern bevorzugen wir stärker individualisierte Formulierungen des Störungsverständnisses und der darauf aufbauenden Empfehlungen. Aus dieser Perspektive betrachtet, steht auch die Nutzung simpler psychoedukativer Techniken, wie etwa das Einüben einer Skills-Kette bei Borderline-Patient:innen, nicht in Widerspruch zur systemischen Identität (schließlich empfehlen wir ja auch andere Aufgaben, die neue Erfahrungen vermitteln sollen), sondern stellt eine Erweiterung unseres Handlungsspielraumes dar. Neben einfachen Skills, Selbstberuhigungs- und Gedankenstopp-Techniken basiert die gezielte Förderung eines beobachtenden Selbst, also das Einüben der Fähigkeit, Affekte zu unterscheiden, zu verstehen und zu kontrollieren und in weiterer Folge auch, die eigene Aufmerksamkeit zu steuern, ebenfalls auf einem psychoedukativen Behandlungsverständnis. All diese Techniken zielen darauf ab, intrapsychische Problemmuster zu verändern bzw. strukturelle Defizite zu überwinden.

Wie speziell im GPM-Modell erläutert wird (siehe Abschnitt 4.6), gibt es aber noch eine andere Einflussmöglichkeit: die Unterstützung bei der Herstellung stabiler Lebensbedingungen. Geordnete Wohnverhältnisse, eine stabile Tagesstruktur, evtl. Ausbildung oder Erwerbsarbeit, aber auch ein gesundes Essverhalten, ausreichend Flüssigkeitszufuhr, ein regelmäßiger Tag-Nacht-Rhythmus können ganz erheblich zur psychischen Stabilisierung beitragen. Statt in der Psychotherapie primär auf die Veränderung intrapsychischer Prozesse abzuzielen, schlägt Gunderson eine Fokussierung auf Veränderungen in der Lebenswelt von Borderline-Klient:innen vor:

> »We believe that if we can get people to have more functional lives, that will improve their self-esteem and will be more self-perpetuating than the much more intensive requirement for psychological change directly from psychotherapies« (Choi-Kain 2022).

Dieser Sichtweise können wir uns aus systemischer Perspektive gut anschließen: Intrapsychische Muster sind (sofern sie von Systemiker:innen überhaupt als zentral relevant konzeptualisiert werden) stets nur in zirkulärer Wechselwirkung mit anderen Faktoren an der Aufrechterhaltung der Problemkreisläufe beteiligt. Wenn wir die Borderline-Störung als Emotionsregulationsstörung verstehen, ist es naheliegend, dass Unregelmäßigkeiten bei Schlaf und Ernährung, übermäßiger Alkohol- oder anderer Substanzkonsum einen negativen Einfluss haben. Ebenso naheliegend ist, dass eine fehlende Tagesstruktur, Einsamkeit und chaotische Beziehungen externe Belastungsfaktoren darstellen, die wiederum zur Aktivierung von problematischen FDV-Mustern führen. Wenn die äußeren Lebensbedingungen und der Lebensstil dysfunktional bleiben, kommt es in der Therapie zu einem »Wettlauf«, den wir schwer gewinnen können: Weitere belastende Erfahrungen führen zu einer Intensivierung der Symptome, die dann wiederum beträchtliche therapeutische Ressourcen für die Stabilisierung und zulasten von anderen entwicklungsfördernden Therapieprozessen binden. In der DBT wird hier auch von »krisengenerierendem Verhalten« gesprochen, welches abseits von therapie- und selbstgefährdendem Verhalten als Behandlungsfokus priorisiert werden soll, da sonst kein adäquater Therapiefortschritt möglich ist (Bohus 2011, S. 627).

Wenn es daher gelingt, stabile und bedürfnisorientierte Lebensbedingungen zu befördern, stellt dies einen Wirkfaktor dar, der auf unterschiedlichen Ebenen und abseits der Therapiesituation zu einer Besserung beiträgt. Beispielsweise sorgen die erfolgreiche Absolvierung einer Ausbildung und daran anschließend stabile Arbeitsverhältnisse nicht nur für die existenzielle Absicherung, sondern auch für eine in ihrer Bedeutung keinesfalls zu unterschätzende Tagesstruktur sowie für selbstwertstärkende Erfolgserlebnisse. Auf der sozialen Ebene befriedigen beständige und funktionale Beziehungen zu Freund:innen oder auch Arbeitskolleg:innen Bedürfnisse nach Zugehörigkeit und reduzieren Einsamkeit sowie die Abhängigkeit von amourösen und familiären Beziehungen, in denen sich – wenn nicht schon gute therapeutische Fortschritte erzielt wurden – häufig primär problematische Interaktionsmuster realisieren. Ähnliches gilt für Aspekte der körperlichen und psychischen Selbstfürsorge.

Aus unserer Sicht ist daher auch hinsichtlich der Schaffung von stabilisierenden Lebensbedingungen eine »dosierte Selbstbeauftragung« (vgl. Abschnitt 6.2.3) sinnvoll. Häufig bedarf es jedoch eines aktiven Werbens dafür, dass diese als lohnende Ziele erkannt und verfolgt werden. So sind Aspekte der Selbstfürsorge oft überraschend wenig attraktiv für stark impulsive Klient:innen, die es gewohnt sind, im Rahmen ihrer heftigen negativen emotionalen Zustände unmittelbar (dabei aber häufig dysfunktional) dagegenzuregulieren, und die sich vor dem Hintergrund ihres negativen Selbstbildes häufig durch Vernachlässigung selbst bestrafen. Ähnliches gilt für die Einstellung zur Arbeitswelt, die auf der Basis von schlechten Vorerfahrungen aufgrund von niedriger Stress- und Belastungstoleranz und konflikthaften interaktionellen Erlebnissen häufig verzerrt negativ bzw. bedrohlich wahrgenommen wird.

Oft muss die Notwendigkeit von stabilen Lebensbedingungen für die Erreichung der Therapieziele daher »psychoedukativ« vermittelt werden. Eine strikt ausgelegte Veränderungsneutralität grenzt hier an »unterlassene Hilfeleistung«, da die Schwierigkeiten bei der Verfolgung solcher funktionaler Lebensziele störungsimmanent sind. Wir sollten uns als Therapeut:innen daher – unter Wahrung adäquater Grenzen – nicht zu schade dafür sein, beharrlich und ausdauernd für die Verfolgung funktionaler Ziele zu werben, und auch nicht davor zurückschrecken, einfache pragmatische Tipps zur Bewältigung aktueller Lebensprobleme zu geben, wenn sich das anbietet. In diesem Zusammenhang kann es sehr hilfreich sein, als Case Manager:in aktiv andere Unterstützungsangebote zu vermitteln (wie beispielsweise sozialarbeiterische oder Rechtsberatung oder Maßnahmen der beruflichen Rehabilitation).

6.3.5 Teilearbeit bei Borderline-Störungen

Die Idee, den psychischen »Apparat« als »aus Teilen bestehend« zu beschreiben, ist so alt wie die Psychotherapie. Auch die grundsätzliche Annahme, dass klinische Symptome auf widersprüchliche Bedürfnisse oder Ansprüche von »Persönlichkeitsanteilen« zurückzuführen sind, wird in leicht unterschiedlicher Form seit dem Instanzenmodell von Freud in verschiedenen Therapieansätzen vertreten (vgl. Wagner 2020, S. 217 ff.). Eine deutlichere Ausformulierung von Ich-Anteilen findet sich in der Transaktionsanalyse: Eric Berne (2002) beschreibt psychisches Erleben als Zusammenwirken von Eltern-Ich, Erwachsenen-Ich und Kind-Ich-Anteilen. Eine ähnliche Konzeptualisierung findet sich in der Schematherapie, wo Eltern-Modi, Kind-Modi und Bewältigungs-Modi beschrieben werden (vgl. Abschnitt 4.4). In besonders differenzierter Weise haben John und Helen Watkins in ihrer Ego-State-Therapie Persönlichkeitsanteile konzeptualisiert. Jeder Ich-Zustand besitzt hier seine eigenen relativ überdauernden Affekte, Körperempfindungen, Erinnerungen, Fantasien und Verhaltensweisen und hat seine eigenen Wünsche, Träume und Bedürfnisse. Der Zusammenhang zwischen Kindheitserfahrung und konkretem Ego-State wird linear-kausal angenommen. Damit ist ein Ego-State – wie auch in der Schematherapie – der Niederschlag einer konkreten Beziehungserfahrung in der Kindheit (vgl. Watkins u. Watkins 2003).

In einer synergetischen Perspektive ist das Teilemodell durchaus anwendbar, sollte aber metaphorisch verwendet werden. Es kann therapeutisch sinnvoll sein, ein »verletztes inneres Kind« zu adressieren – allerdings sollten wir dabei nicht vergessen, dass es sich hier nur um ein therapeutisches Konstrukt handelt, das wir einführen, weil es uns therapeutisch handlungsfähig macht. Jochen Peichl formuliert in diesem Zusammenhang treffend:

> »Eine zu intensive Beschäftigung mit dem ›inneren Kind‹ usw. kann die Tatsache vergessen machen, dass es sich beim Konzept des Inneren Kindes nur um theoretische, therapeutische Konstrukte handelt. Wir haben kein inneres Kind in uns und deshalb ist der Begriff auch unglücklich gewählt und suggeriert ein naives Denken und befördert esoterische Vereinfachungen. Es geht bei diesen Modellvorstellungen immer nur um Innere-Kind-Zustände als eine momentane Erlebnisform« (Peichl 2012, S. 28 f.).

Ein weiterer Punkt ist aus einer synergetischen Perspektive wichtig: Aufgrund unserer Annahme zirkulärer Wechselwirkungen in psychosozialen Systemen können wir aus einer aktuellen Erlebnisweise nicht auf eine konkrete spezifische Beziehungserfahrung zurückschließen: Aktuelle dysfunktionale Erlebnis- und Verhaltensweisen sind daher nicht einfach »Niederschlag« oder »Fußabdruck« früherer schädlicher Einwirkungen. Systemisch inspirierte Teilearbeit hat sich daher immer eher integrationsfördernd als historisch-rekonstruktiv verstanden: Beginnend bei Virginia Satirs »Parts Party« oder dem »inneren Team» von F. Schulz von Thun, am deutlichsten aktuell beim »inneren Parlament« von Gunther Schmidt (2004) wird durch interessierte und wohlwollende Kontaktaufnahme mit allen Anteilen die optimale Kooperation derselben unter der Führung einer achtsamen und respektvollen Teamleitung angestrebt. Es wird angenommen, dass die Marginalisierung von Selbstanteilen, ihre Ablehnung, Verleugnung oder Dämonisierung die Erlebnis- und Gestaltungsmöglichkeiten reduzieren bzw. problematisches Erleben hervorbringen.

Typisch für unser Verständnis einer »systemischen Teilearbeit« ist, dass die Rollen nicht vorgegeben sind: Es gibt nicht als »Standardbesetzung« das verletzte innere Kind und den fordernden oder kritisierenden Elternteil, vielmehr werden die Anteile nah am Erleben der Klient:innen individuell benannt. Im Sinne der Stärkung der strukturellen Kompetenzen sollte in der Teilearbeit vor allem das »gesunde, erwachsene Selbst« fokussiert werden. Dieses muss neben der Fähigkeit der Beruhigung und Tröstung des verletzen Anteils auch die Kontrolle über den wütenden Kindanteil behalten. Für dieses verantwortungsvolle, »steuernde Ich« sollten wir in Kooperation mit den Klient:innen eine ansprechende Bezeichnung finden. Von Gunther Schmidt (2004) wurde für die Arbeit mit dem inneren Team u. a. der Begriff »Vereinspräsident:in« vorgeschlagen, aber je nach Kontext können auch CEO, Parlamentspräsident:in, Bergführer:in, Dirigent:in oder anderes anschlussfähig sein. Wenn diese verantwortungsvolle, steuernde Instanz etabliert ist, kann sie in weiterer Folge in den Dialog mit den problematischen Anteilen treten.

Statt eines verantwortungsvollen, steuernden Anteils, oder auch zusätzlich, lassen sich innere »Ratgeber:innen« bzw. »Helfer:innen« installieren, eine gute Fee, eine weise Eule, oder es können gewünschte Eigenschaften, z. B. Gelassenheit und Großzügigkeit, Vertrauen, Zuversicht als Anteile angeboten werden.

Vor allem in der Arbeit mit Borderline-Persönlichkeiten (bzw. strukturellen Störungen) ist jedoch darauf zu achten, dass durch die Teilearbeit der Realitätsbezug und die Ich-Integration nicht gelockert werden. Insbesondere bei schwer ausgeprägten Störungen können bei starker affektiver Aktivierung bzw. Anspannung regelhaft Muster paranoider Verarbeitung oder dissoziative Phänomene auftreten. Die Teilearbeit sollte daher, wie erwähnt, »integrationsfördernd« sein, indem eine steuernde, verantwortungsvolle Instanz etabliert wird, oder deutlich ressourcenorientiert geprägt sein, indem innere Helfer:innen und Ratgeber:innen eingeführt werden. Die Externalisierung negativer oder destruktiver Anteile (Angst, Wut, innerer Antreiber oder Entwerter, …) sollte stets im Zusammenhang mit einer integrationsfördernden Instanz erfolgen und darauf abzielen, dass diese konstruktiv mit dem problematischen Anteil umgehen kann.

Thomas, aus dessen Therapieverlauf schon einiges beschrieben wurde, ist seit einiger Zeit in ambulanter Psychotherapie. In den ersten Stunden war eine Konsensualisierung der »Störung« gelungen und es konnte ein diesbezüglicher Therapieauftrag erarbeitet werden. Sein Rückzugsmuster wurde als »Mister Einigler« beschrieben, die Dominanz dieses Teils hatte zu Vereinsamung sowie zunehmender Belastung der letzten verbleibenden Beziehungen (siehe Abschnitt 6.2.3) und Suizidversuchen geführt. Nachdem das Muster nicht nur benannt, sondern auch die Unterbrechung als Teil des Therapieauftrages definiert worden war, wurde es möglich, sich über das Ziel, das »gewünschte Andere« zu unterhalten:
»Wenn wir uns vorstellen, dass ein Handling mit Mister Einigler gefunden werden kann, dass er nicht mehr alleine über Ihr Sozialverhalten entscheidet, was wäre dann anders oder was wäre dann möglich?«
Darauf antwortete der Patient: »Konfliktfreie Beziehungen, indem ich die Ängste mit mir selber ausmachen kann, und weniger Belastung.«
In den nächsten Stunden ging es nun um die Suche nach neuen Verhaltensmöglich-

keiten, um die Förderung gesunder Anteile und um die Etablierung eines verantwortungsbewussten steuernden Ichs:
»Offenbar gibt es einen Teil in Ihnen, der die Welt auch anders wahrnehmen möchte, der sich nicht zurückziehen möchte.« Dem stimmt der Patient zu.
Ich (K. H.-K.) erkläre dem Patienten die Teilearbeit und die Idee vom »gesunden, erwachsenen Selbst«, bringe auch Vorschläge ein, wie dies beispielsweise in der Literatur genannt wird, sodass er ein Bild davon bekommen kann.
»Wie würden Sie für sich diesen Teil nennen?« Der Patient benennt ihn als »den Bauleiter«. Dieser Teil wird nun genau exploriert: »Wie würde der sich äußern? Was würde er einbringen?«
»Stopp, mach das nicht, das ist nicht gut für dich!«, wäre die Reaktion des «Bauleiters«, in einer wohlwollenden zugewandten Haltung, so der Patient.
Nach den Gefühlen zum »Bauleiter« befragt, nennt Thomas Vertrauen, aber auch Dankbarkeit, denn dieser passe auf ihn auf.
Im Anschluss wird der Patient zu einer Beobachtungsaufgabe eingeladen: Er solle mehrmals täglich prüfen, wann bzw. in welchen Situationen der »Bauleiter« auftritt und welchen Unterschied das für sein Erleben und seine Interaktionen in zwischenmenschlichen Beziehungen mache.
In den darauffolgenden Stunden wird der Bauleiter gestärkt und bestärkt. Es wird auch zirkulär gefragt: »Was würde der Bauleiter zu dieser problematischen/schwierigen Situation sagen? Welchen Rat hätte er für Sie? Was würde der Bauleiter erzählen, wenn ich ihn fragen würde, was Ihnen gut gelungen ist? Wo brauchen Sie noch Unterstützung?« Auf diesem Weg gelingt es immer häufiger, das problematische, selbstschädigende Muster zu unterbrechen und Affekte und Impulse erfolgreicher zu regulieren.

6.3.6 Bearbeitung biografischer Erfahrung

In Kapitel 3 haben wir ausgeführt, dass Personen mit einer Borderline-Störung oft vielfältigen ungünstigen Einflüssen in ihrer Kindheit ausgesetzt waren. Ein invalidierendes Umfeld, wie es Marsha Linehan ausdrückt, ein ablehnend-feindseliger Erziehungsstil, unterschiedliche Erfahrungen von Vernachlässigung und/oder Traumatisierung finden sich häufig in der Kindheit und Jugend der Betroffenen. Wie ist damit umzugehen? Wie intensiv und vor allem wie zwingend müssen diese schmerzhaften biografischen Erfahrungen im therapeutischen Prozess berücksichtigt werden?

Erinnern wir uns: Nicht die Vergangenheit ist die Ursache aktueller Probleme, sondern die Wiederholung. Systemtheoretisch geschulte Therapeut:innen halten die Bearbeitung früher Erfahrungen daher nicht für zwingend nötig, lange Zeit war die affektbeladene Hinwendung zu schmerzhaften Kindheitserfahrungen in der systemischen Therapie sogar verpönt.

Aus interaktioneller oder konstruktivistischer Perspektive ist dieser »Umweg« tatsächlich nicht naheliegend, zumal wir auch nicht an die Möglichkeit der historisch korrekten Rekonstruktion glauben: »Erinnerung ist immer eine Konstruktion – sie erfolgt im Dienste der Gegenwart«, hat es Helmut de Waal[12] einmal trefflich formuliert.

Allerdings machen auch systemische Therapeut:innen häufig die Erfahrung, dass es ihren Klient:innen ein Bedürfnis ist, über ihre Kindheit und/oder über schmerzhafte Erfahrungen in ihrer Biografie zu sprechen. Wenn wir als systemische Therapeut:innen den biografischen Kontext dysfunktionaler FDV-Programme erfragen, wenn wir uns den Kindheitserfahrungen zuwenden, die im Zusammenhang mit oder als »Ursache« der problematischen FDV-Programme verstanden werden, tun wir das allerdings nicht nur, um die diesbezüglichen Erwartungen unserer Klient:innen zu erfüllen, sondern auch in der Hoffnung, dass der »Umweg« über die Kindheitserfahrung positive Aspekte der Selbstbeziehung fördern möge. Die Erfahrung zeigt, dass das Verständnis für das Gewordensein (»Ah, daher kommt das!«) eine versöhnliche Haltung sich selbst gegenüber fördert und auch die Distanzierung von vormals Selbstverständlichem erleichtert. Gerade die Würdigung des primär adaptiven Wertes (»Ja, damals konnten Sie nicht anders, …«) hilft oft dabei, die aktuelle Identifikation zu lockern, und fördert damit Veränderung.

Aus der Perspektive der Schematherapie oder der Arbeit mit dem inneren Kind wird argumentiert, dass Klient:innen erst dann, wenn ihre verletzten Kindanteile gesehen und anerkannt worden sind,

12 Mündliche Mitteilung 2001.

aus der Position des reifen Erwachsenen Selbstfürsorge entwickeln und Verantwortung übernehmen können. Dies birgt jedoch – wie Systemiker:innen seit jeher kritisch beobachtet haben – auch die Gefahr, dass solche Beschreibungen (Problem als Krankheit, Problem als Folge der Vergangenheit) dazu führen, dass die Muster als unveränderbar und als außerhalb des eigenen Verantwortungsbereiches verortet werden. Es muss daher stets darauf geachtet werden, dass bei aller Würdigung dessen, was die biografischen Anforderungen, Entbehrungen und Leiden zur Entstehung der problematischen Muster beigetragen haben (könnten), die Verantwortung für ihre Auswirkungen und für die Veränderung letztlich dennoch bei den Klient:innen liegt. Das Verfestigen einer »Opfer-Identität« durch eine Fokussierung schmerzhafter biografischer Erfahrung sollte vermieden werden. Ob explizit geäußert oder still verwaltet: Therapeut:innen sollten ein Verständnis dafür entwickeln, inwiefern die Auseinandersetzung mit dem »Erlittenen« für aktuell anstehende Entwicklungen und Anforderungen nützlich ist, und gegebenenfalls darauf verweisen, dass zu einem bestimmten Zeitpunkt andere Inhalte in der Therapie zu priorisieren sind.

Wir gehen weiter in der Therapie mit THOMAS: Über die Erarbeitung einer Metapher für ein verantwortungsvolles, starkes, verlässlich steuerndes Ich (der »Bauleiter«) und durch konsequente Stärkung dieses Anteils konnten erste deutliche Fortschritte bezüglich Emotionskontrolle und Abwendung selbstschädigenden Verhaltens erreicht werden. Nachdem dadurch auch die Selbstwirksamkeitserwartungen des Klienten verbessert wurden, ließ sich in einem nächsten Schritt der Fokus auf das Erfragen des biografischen Kontextes legen. Thomas hatte seine Tendenz zur Selbstabwertung immer in einen biografischen Zusammenhang gestellt, er sagte oft: »Mein Vater ist die Wurzel all meiner Probleme; wäre er anders zu mir gewesen, wäre auch ich anders und nicht so krank.«

Wenn dieses Erklärungsmuster so vorherrschend ist, kann es hilfreich sein, den Zusammenhang zwischen frühen Beziehungserfahrungen und der Entwicklung problematischer FDV-Programme näher zu beleuchten. Die Entstehung des »Mister Einigler« war aufgrund wiederholter Erfahrungen von Beziehungsunsicherheit und fehlender Zuwendung nicht überraschend. Thomas musste früh lernen, dass er sich auf sein Umfeld nicht verlassen konnte. Er war früh auf sich alleine gestellt.

Es gab keinen Kontakt zur Mutter, die die Familie verlassen hatte, der Vater war in der Arbeit oder bei der Freundin, die den Sohn nicht leiden konnte.
»Als Kind hatten Sie keine Wahl. Der ›Mister Einigler‹ ist in einem Alter entstanden, als Sie nicht selbst die Beziehungen aussuchen und gestalten konnten. Das Einigeln hat Ihnen damals wahrscheinlich viel Schmerz erspart. Jetzt verhindert es jedoch positive Beziehungserfahrungen – schützt aber vielleicht auch immer noch vor Enttäuschungen. Daher wird es wohl in Zukunft darum gehen, den Mister Einigler nicht mehr alleine bestimmen zu lassen. Dabei hilft der Bauleiter. Aber früher, da hat der Mister Einigler schon seinen Sinn und seine Berechtigung gehabt.«
Durch die Würdigung dieser frühen Erfahrungen konnte Thomas eine versöhnlichere Haltung zu sich selbst entwickeln, wodurch die Tendenz zur Selbstabwertung geschwächt wurde.

Wir erarbeiten mit Klient:innen ein »sinnstiftendes Narrativ«, ein Verständnis für das »Gewordensein« in dem Ausmaß, wie es für den aktuellen Veränderungswunsch oder die anstehende Entwicklungsaufgabe hilfreich und notwendig ist. Dabei ist der kognitive Aspekt von »Verständnis« oder »Erklärung« jedoch weniger relevant als der emotionale Anteil dieser »Einsichten«. Der »Umweg« über die Biografie, das Besprechen leidvoller Erfahrungen ist nicht nur ein Akt der Würdigung und damit beziehungsförderlich, sondern hilft auch dabei, den Zusammenhang mit den verletzten Grundbedürfnissen herzustellen. Sich diesen einfühlsam zuzuwenden, erleichtert häufig die Überwindung/Verabschiedung dysfunktionaler Schemata (Wagner u. Russinger 2016).

6.3.7 Umgang mit »Rückfällen«

Die Verbesserung struktureller Kompetenzen ist kein linearer Prozess. Alte, problematische Muster verschwinden nicht von heute auf morgen. Im Gegenteil ist damit zu rechnen, dass sich das alte Muster auch nach ersten Therapieerfolgen immer wieder zeigen wird. Ein konstruktiver Umgang mit Rückfällen – Arnold Retzer (2002) spricht ja lieber von »Vorfällen« – ist daher gefragt. Auch wenn sich im Zuge akuter Belastungen immer wieder krisenhafte Zuspitzungen ereignen, sollte die Entwicklung von strukturellen Kompetenzen, die Verbesserung des (psycho)sozialen Funktionsniveaus im

Längsschnitt wahrgenommen und anerkennend kommentiert werden. Hier ist die genuin systemische Kompetenz der Unterschiedserzeugung gefragt: »Ja, Sie haben sich wieder geschnitten, aber es war das erste Mal nach zwei Monaten und es gab einen wirklich belastenden Auslöser. Viele kleinere Belastungen haben Sie in der Zwischenzeit ohne Schneiden bewältigt.« Oder: »Ja, Sie haben wieder getrunken. Aber Sie schaffen es trotzdem, seit drei Monaten regelmäßig in die Arbeit zu gehen, und Sie haben dort keine einzige Eskalation erlebt. So lange ist Ihnen das noch nie gelungen.«

Gerade wenn das Vertrauen in die Therapie und in das eigene Entwicklungspotenzial durch »Rückfälle« erschüttert wird, müssen Therapeut:innen Sicherheit und Zuversicht bieten und mit aller Entschlossenheit die Einschätzung »Jetzt ist alles wieder wie am Anfang, die ganzen Mühen waren umsonst« dekonstruieren. Hilfreich sind in diesen Momenten Metaphern, die die »Ereignishaftigkeit« von Krisen sichtbar machen: »Dass man jedes Jahr einen grippalen Infekt bekommt, heißt nicht, dass man unheilbar krank ist« oder »Dass ein Schiff bei einem starken Sturm in Seenot kommt, heißt nicht, dass es vorher nicht seetauglich war«. Die Normalisierung von einzelnen Krisen, die sich in jedem Menschenleben ereignen und dabei die Funktionsfähigkeit kurzfristig erschüttern, ist hier sinnvoll und nötig.

Frau Angerer, 27 Jahre alt, gelernte Gastronomiefachfrau, nimmt wegen einer emotional instabilen Persönlichkeitsstörung vom Borderline-Typ ambulante Therapie in Anspruch. Zusätzlich wurde bei ihr eine Substanzstörung diagnostiziert. Seit vielen Jahren konsumiert sie sehr häufig MDMA (Ecstasy), längere abstinente Phasen gab es kaum. Der ambulanten Therapie ging ein stationärer Aufenthalt voraus. Es kam im Rahmen eines psychotischen Zustandsbildes zur Unterbringung, dieser folgte ein kurzer stationärer Aufenthalt auf einer Suchtabteilung. Nach der Entlassung nimmt Frau Angerer ein Arbeitstraining in Anspruch, wo sie auch ihren neuen Freund (35 Jahre alt) kennenlernt.
Frau Angerer befindet sich mittlerweile seit ca. einem Jahr in ambulanter Therapie. Seit drei Monaten gehe sie in Teilzeit wieder arbeiten, die Partnerschaft besteht seit ca. fünf Monaten. Nach anfänglich wöchentlichen Terminen ist das Intervall nun auf vierzehntägig verlängert. Als Therapieziel hatte die Klientin »mehr Selbst-

bewusstsein und die Fähigkeit, ein ›normales Leben‹ führen zu können, ohne Krisen, ohne Drogen, ohne Psychiatrie« benannt.

In der heutigen Stunde wirkt die Patientin niedergeschlagen und äußert kurz nach Stundenbeginn, dass die Therapie ohnehin keinen Sinn habe, dass ihr das eigentlich alles auf die Nerven gehe, sie null Veränderung bemerke und ein Leben mit Drogen ohnehin besser wäre. Auf die Frage, womit ihre heutige Stimmung zusammenhängen könnte, beginnt Frau Angerer zu weinen und erzählt davon, dass sie sich am Wochenende selbst verletzt hat. Sie zeigt mir (K. H.-K.) an einem Unterarm eine quer verlaufende kurze, oberflächliche Ritzwunde, die sie sich nach einem Streit mit ihrem Freund zugefügt hat. Mittlerweile wisse sie gar nicht mehr, worüber sie sich gestritten hätten, aber in dem Moment hätte sie nur noch Angst gehabt, dass er sie nicht mehr lieben würde und sie verlassen werde. Er sei dann irgendwann aus der Wohnung gegangen. Dies fühlte sich für sie an wie ein Kontaktabbruch. Als die Spannung unerträglich wurde, habe sie sich selbst verletzt. Diesbezüglich verspürte sie eine enorme Wut und Selbsthass.

Ich spreche die deutlich sichtbare Enttäuschung von Frau Angerer an und versuche gleichzeitig, wahrgenommene Entwicklungen zu unterstreichen: »Frau Angerer, ich sehe, wie verzweifelt Sie gerade sind und wie schwer Sie gerade mit sich selbst ins Gericht gehen, … der Streit, die Selbstverletzung, … wie enttäuscht Sie sind, dass das alles wieder passiert ist. Aber dennoch sehe ich auch, obwohl es für Sie gerade so schwierig ist, Veränderungen. Ist es Ihnen möglich, mit mir gemeinsam den Blick auf diese Veränderungen zu richten?« Die Patientin nickt. »Sie haben in der Zwischenzeit viele Herausforderungen ohne Selbstverletzung und Drogenkonsum gemeistert. Sie haben einen Arbeitsplatz gefunden, werden dort geschätzt, Sie leben in einer Partnerschaft. Ja, am Wochenende haben Sie sich geschnitten, aber kurz und oberflächlich und Sie sprechen es heute von sich aus an. Das selbstverletzende Verhalten ist für Sie keine Selbstverständlichkeit mehr, sondern etwas, von dem Sie glaubten, Sie hätten es schon überwunden. Etwas, was Sie definitiv nicht mehr haben wollen. Ja, jetzt hat es sich wieder einmal ereignet, das kann schon passieren bei Verhaltensweisen, die bis vor Kurzem noch in so hohem Ausmaß zu Ihrer Normalität gehörten. Nun ist es die Ausnahme geworden – und das ist ein Riesenfortschritt, der auch nicht zunichtegemacht wird durch einen Rückfall in das alte Verhaltensmuster.«

Ich bemühe mich also, die Klientin aktiv zu beruhigen und Anerkennung für das bereits Erreichte auszusprechen. Danach versuche ich, auch die Symptomabschwächung im Rückfall sichtbar zu machen, indem ich frage: »Was war diesmal anders, dass Sie mit der Enttäuschung ein bisschen anders umgehen konnten:

nämlich kein Drogenkonsum und keine tiefe, lange Wunde, die eine ärztliche Versorgung benötigt hätte?«
Frau Angerer antwortet zunächst, sie wisse es nicht. Ich mache mich daher mit der Patientin auf die gemeinsame Suche nach dem »etwas anderen«. Dafür verwende ich Emotionskarten und bitte die Patientin, sich jene Karten auszusuchen, die am ehesten das »andere Erleben« darstellen.
Die Klientin sucht sich zwei Karten aus: Auf der ersten ist eine Figur zu sehen, die die Augen schließt: »Die schließt die Augen, so will ich nicht mehr sein, wobei, sie blinzelt ein bisschen mit einem Auge, ganz wegschauen kann ich auch nicht.« Auf der zweiten Karte ist ein Mensch im Nebel abgebildet und hinter dem Nebel blitzen ein paar Sonnenstrahlen durch. Dazu sagte die Klientin: »Es ist scheiße, aber ich will was ändern, ein paar Lichtblicke sind zu sehen.«

Die therapeutische Herausforderung bei »Rückfällen« besteht darin, zu verhindern, dass die damit verbundene Enttäuschung zur Entmutigung und Aufgabe der Therapieziele führt. Zur Normalisierung und Ermutigung hilft, das bereits Erreichte in Erinnerung zu rufen, als »Chronist positiver Erfahrungen« (vgl. Rudolf 2006, S. 139) Klient:innen zur Seite zu stehen. Gerade in diesen Momenten stellt sich auch bei systemischen Therapeut:innen das Gefühl des »Nachbeelterns« *(Reparentings)* ein: Sie spenden Trost, zeigen sich verständnisvoll und ermutigen zur Fortsetzung der Bemühungen um die gewünschte Veränderung.

Ein weiterer wichtiger Moment in dieser Therapiephase ist die ökosystemische Sichtweise: Was gewinnen Klient:innen, was verlieren sie aber auch, wenn sich neue Erlebens- und Verhaltensweisen etablieren? Wie kann der »sekundäre Krankheitsgewinn«, etwa die Aufmerksamkeit des Bezugssystems oder die Entlastung von Verantwortungen in verschiedenen Lebensbereichen, kompensiert werden? Wie geht die Umwelt mit dem veränderten Interaktionsverhalten um? Wie verändern sich Partnerschaften, Arbeitsverhältnisse und Familienbeziehungen?

6.4 Wie beendet man systemische Therapien bei Borderline-Störungen?

Systemische Therapie versteht sich üblicherweise als Kurztherapiemethode, wobei aufgrund der langen Intervalle häufig auch mit wenigen Sitzungen beträchtliche Zeitspannen abgedeckt werden. Wie im Abschnitt 6.2.5 bereits ausgeführt, ist in der Behandlung von Personen mit einer Borderline-Störung zumindest in der Stabilisierungs- und Bearbeitungsphase ein wöchentliches Setting zu empfehlen. Nach erreichter Stabilität kann im Sinne einer »Erhaltungstherapie« die Frequenz reduziert und in weiterer Folge »ausgeschlichen« werden. Eine ein- bis zweijährige »Ausschleichphase« mit nur vier bis sechs Sitzungen jährlich ist durchaus angemessen. Alternativ oder daran anschließend kann eine Art »Hausarztmodell« angeboten werden: Klient:innen machen sich anlassbezogen einen Termin aus, um einen konstruktiven Umgang mit anstehenden Problemen oder Herausforderungen zu finden.

In einigen Fällen ist die Verbesserung der strukturellen Kompetenzen und des psychosozialen Funktionsniveaus nicht so stabil, dass eine Beendigung der Therapie oder eine nur mehr anlassbezogene Inanspruchnahme empfohlen werden kann. Es gibt Klient:innen, die eindeutig von der Psychotherapie profitieren, aber eben nur, solange sie durchgeführt wird. Bei zu großen Intervallen fallen sie in frühere dysfunktionale Muster zurück. Im Supervisionskontext verwende ich (E. W.) dafür die »Dialyse-Metapher«. Bei der Dialyse wird die Entgiftungsleistung der Niere durch eine Maschine ersetzt. Auch in der psychotherapeutischen Behandlung von Menschen mit strukturellen Defiziten kann Unterstützung bei der »Entgiftung« langfristig nötig sein. Gemeinsam mit den Betroffenen wird dann abgewogen, in welcher Frequenz diese Unterstützung gebraucht wird und auch über einen längeren Zeitraum angeboten werden kann, ohne dass eine ungewünschte Abhängigkeitsentwicklung im Sinne einer Delegation der Verantwortung gefördert wird, bzw. welche anderen Maßnahmen zur Absicherung der Stabilität sinnvoll sind.

Wenn die ambulante Psychotherapie hingegen nicht zur gewünschten Stabilisierung führt und es trotz Behandlung immer wieder zu erheblichen Gefährdungsmomenten wie Selbstverletzungen, Suizidversuchen oder fremdaggressiven Handlungen kommt, muss eine langfristige Fortsetzung kritisch hinterfragt werden. Die Betroffenen sollten darauf hingewiesen werden, dass die aktuell durchgeführte Behandlung offensichtlich nicht ausreicht, um Selbst- oder Fremdgefährdung abzuwenden, weshalb der Wechsel zu einer intensiveren Behandlungsform (z. B. stationäre Psychotherapie an einer spezialisierten Abteilung) empfohlen wird. Im Sinne der rechtlichen Absicherung sollten diese Gespräche sorgfältig dokumentiert werden – vor allem dann, wenn die Therapie dennoch fortgesetzt wird. Die Fortsetzung einer offensichtlich nicht erfolgreichen Therapie im niedergelassenen Bereich bei anhaltender konkreter Selbstgefährdung könnte als Kunstfehler ausgelegt werden, da sie nicht den offiziellen Behandlungsempfehlungen/Leitlinien entspricht. Noch heikler ist die Situation bei wiederholter Fremdgefährdung, wie sie fallweise im Rahmen von Aggressionsdurchbrüchen vor allem bei männlichen Borderline-Patienten vorkommt. Hier ist eine Fortsetzung einer offensichtlich insuffizienten Therapie im niedergelassenen Bereich kaum verantwortbar und sollte unbedingt an spezialisierte Einrichtungen (Männerberatungsstellen etc.) abgegeben werden.

6.5 Die spezifischen Anforderungen an die therapeutische Beziehung

Erfahrungsgemäß sind bei Personen mit einer Borderline-Störung besonders hohe Belastungen der therapeutischen Beziehung zu erwarten, vor allem im Zusammenhang mit Selbstverletzungen und Suizidversuchen. Aber auch unabhängig von autodestruktiven Verhaltensweisen gibt es Anforderungen an die therapeutische Beziehung, die einer besonderen Aufmerksamkeit bedürfen.

6.5.1 Gestaltung der therapeutischen Beziehung

Wenn wir die »Borderline-Störung« als Emotionsregulationsstörung bei besonders hoher Empfindlichkeit für schmerzhafte Interaktionserfahrungen verstehen, ist zu erwarten, dass das »habituelle dysfunktionale Beziehungsverhalten« sich auch auf die therapeutische Beziehung auswirkt. In vielen Fällen ist es daher sinnvoll, die typischen Beziehungsschwierigkeiten der Klient:innen auch in der therapeutischen Beziehung zu antizipieren. »Jetzt, wo wir festgestellt haben, dass Sie in nahen Beziehungen immer wieder heftigen Ärger empfinden, den Sie dann kaum bewältigen können, ohne sich massiv abwertend oder drohend zu verhalten, würde ich gerne mit Ihnen besprechen, was wir tun können, wenn sich der Ärger einmal gegen mich richtet. Könnten wir vielleicht eine Art Frühwarnung etablieren – dass Sie bereits kleinen Ärger ansprechen und wir dann gemeinsam überlegen, wie wir weiter damit umgehen?«

Systemische Therapeut:innen sollten das Ansprechen möglicher Verstörungen auf der Beziehungsebene daher in ihr Standardrepertoire aufnehmen, z. B., indem sie sagen: »Ich habe aus Ihren Erzählungen den Eindruck gewonnen, dass Sie schon oft enttäuscht worden sind, dass sich dadurch bereits ein großes Misstrauen gegenüber nahen Beziehungen entwickelt hat und Sie eher versuchen, Menschen auf Distanz zu halten. Wie geht es Ihnen denn hier mit mir?«

Während in psychodynamischen Therapien Übertragungsphänomene herausragende Bedeutung haben und vor allem in der Therapie der Borderline-Störung negative Gefühle in der therapeutischen Beziehung im Zentrum der Aufmerksamkeit stehen, gehen wir in der systemischen Therapie meist mit großer Selbstverständlichkeit davon aus, dass es uns gelingt, eine respektvolle, unterstützende, neugierig zugewandte Haltung anzubieten und damit einen Veränderungsprozess entsprechend dem Auftrag der Klient:innen zu fördern. Gerade dies ist aber bei Klient:innen mit einer Borderline-Störung oft nicht (unmittelbar) möglich.

Es ist unübersehbar, dass therapeutische Beziehungskompetenz in diesem Zusammenhang ein hohes Bewusstsein bezüglich der eigenen Resonanz- und Reaktanzphänomene erfordert. Wenn wir Therapeut:innen ermutigen, ihre emotionalen Reaktionen auch als Information über Klient:innen zu nutzen, so müssen wir gleichzeitig auf die enorme Verantwortung hinweisen, die damit verbunden ist. Es soll explizit davor gewarnt werden, von jeder Störung in der therapeutischen Beziehung auf eine Persönlichkeitsstörung der Klient:innen zu schließen. Die reflexartige Begründung von Schwierigkeiten in der therapeutischen Beziehung durch einen Verweis auf eine Persönlichkeitsstörung wirkt selbstimmunisierend und ist daher unbedingt zu vermeiden. Wenn sich Klient:innen gegenüber Therapeut:innen misstrauisch, kritisch oder distant verhalten, so sollte dies zunächst mit vermehrten Bemühungen zur Herstellung einer guten therapeutischen Beziehung beantwortet werden. Im supervisorischen Kontext empfiehlt sich die Frage: »Was haben Sie noch nicht verstanden im Zusammenhang mit den Bedürfnissen dieser Klient:in?« In der Therapiesituation kann die von Gunther Schmidt (2004) empfohlene »Live-Supervision durch die Klient:in« hilfreich sein: »Herr K., ich habe den Eindruck, dass ... Bitte helfen Sie mir, besser zu verstehen, was Sie von mir brauchen, damit wir hier gut im Sinne Ihrer Ziele zusammenarbeiten können.«

Heiko Kilian (2001, 2007) hat im Zusammenhang mit »Persönlichkeitsstörungen« und den problematischen Interaktionsstilen das Konzept der »Einladung« entwickelt. Im Unterschied zum psychoanalytischen Konzept von »Übertragung – Gegenübertragung«, das ein Macht- und Wissensgefälle zwischen dem »Übertragenden«, der unbewusst seine inneren Konflikte ausagiert, und dem »Gegenübertragenden«, der analysierend und wissend seine eigenen Gedanken, Gefühle und Impulse kontrollieren muss, beinhaltet, wird mit dem Konzept der »Einladung« absichtsvoll ein Begriff aus der Alltagswelt eingeführt, der Beziehungsgestaltung auf Augenhöhe impliziert. Eine Einladung kann angenommen oder ausgeschlagen werden, sie kann eine Gegeneinladung zur Folge haben, sodass der weitere Verlauf von beiden Beteiligten in einem gemeinsamen Prozess gestaltet wird (vgl. Wagner 2019, S. 276).

Im Unterschied zu den in vielen Therapiemethoden genannten »Beziehungstests« ist eine »Einladung« eine freundliche, beziehungsförderliche Metapher, die verschiedene Verhaltensweisen erlaubt. Zum einen kann – vor allem in der Anfangsphase der Therapie – der Einladung nachgekommen, können also die zentralen

Beziehungsbedürfnisse erfüllt werden. Das entspricht dem von Rainer Sachse (2013) empfohlenen Aufbau eines »Beziehungskredits«. Wenn sich in fortgeschrittenen Therapiestadien ein problematisches Verhalten innerhalb der therapeutischen Beziehung – also im »Hier und Jetzt« aktualisiert, z. B. in Form von übertriebenem Misstrauen, Abwertung, Idealisierung etc., sollte nicht nur beruhigt werden (»Das tut mir sehr leid, da habe ich mich wohl missverständlich ausgedrückt«), sondern es sollte versucht werden, auf der Meta-Ebene besprechbar zu machen, was in der Interaktion sichtbar wurde: »Was passiert denn gerade hier zwischen uns, welches Muster, das Sie aus Ihrem Leben kennen, hat sich jetzt auch hier, in unserer Zusammenarbeit gezeigt? Welche Art von Gefühlen oder Glaubenssätzen werden bei Ihnen gerade aktiviert, während wir hier über XY reden?« Die »störungsspezifischen Interaktionsmuster«, die sich innerhalb der therapeutischen Beziehung realisieren, werden so als Gelegenheit genützt, persontypische FDV-Programme im »Hier und Jetzt« zu thematisieren. Wenn es gelingt, diese besprechbar und der Reflexion zugänglich zu machen, kann dies eine wertvolle korrigierende Erfahrung darstellen.

In anderen Situationen mag es hilfreich sein, ein »therapeutisches Dilemma« zu thematisieren. Manche Klient:innen präsentieren sich z. B. derartig verletzlich und irritierbar, dass der Einsatz »verstörender« Elemente zu riskant erscheint. Die therapeutische Arbeit wird auf ein stützendes, stabilisierendes Vorgehen reduziert, da die Sorge, Angst- oder Aggressionsdurchbrüche, selbstverletzende oder suizidale Impulse oder dissoziative Zustände auszulösen, eine neugierige und entwicklungsanstoßende therapeutische Haltung verhindert. In solchen Fällen muss eine professionelle Einschätzung getroffen werden, ob die therapeutische Kooperation tatsächlich ganz in den Dienst der Stabilisierung gestellt wird (auch dies ein ehrenhaftes Ziel bei schweren psychischen Störungen) oder ob es verantwortbar ist, die »Einladung zur Schonung« als ein Interaktionsmuster zu verstehen, das es zu hinterfragen gilt. Das könnte z. B. wie folgt thematisiert werden:

> »Sie bringen mich in eine schwierige Situation: Ich beobachte bei mir eine besondere Vorsicht im Umgang mit Ihnen. Ich vermeide jede Äußerung, mit der ich Ihre Gefühle verletzen und Ihren Ärger hervorrufen könnte – und das ist einerseits richtig und wichtig, denn Sie kommen ja nicht in Therapie, um sich hier ärgern oder verletzen zu lassen. Andererseits habe ich die Sorge, dass ich Ihnen mittelfristig nicht helfen werde, wenn ich jede Äußerung vermeide, die Sie irritieren oder ärgern könnte, denn das hieße, dass ich Ihnen und allen Ihren Beschreibungen nur mehr vorbehaltlos zustimmen kann. Wie sehen Sie das denn – in welchem Ausmaß erwarten Sie weiterhin von mir, Ihnen zuzustimmen, in welchem Ausmaß erlauben Sie es mir, mit Ihnen an konkreten Veränderungsschritten zu arbeiten, indem ich andere Sichtweisen einbringe?« (Vgl. Wagner 2019, S. 276.)

Hilfreich für dieses Spannungsfeld von »Wünsche erfüllen und Defizite aufdecken« (Sachse 2013, S. 50) sind aus unserer Sicht eine gesunde Portion Humor oder sanfte Ironie. Unserer Erfahrung nach können heikle Botschaften besser »verdaut werden«, wenn sie mit einem »wohlwollenden Augenzwinkern« formuliert werden. Aber auch die Ermutigung zur Zurückweisung von Fragen oder therapeutischen Angeboten kann sinnvoll sein: »Um unsere Zusammenarbeit möglichst effizient zu gestalten, würde ich Ihnen gerne einen Vorschlag machen: Wenn mir ein Thema, eine Idee oder eine Frage in den Sinn kommt, die mir für einen anstehenden Entwicklungsschritt wichtig erscheint, dann möchte ich mir erlauben, das auszusprechen, ohne allzu viel zu zensurieren, weil es vielleicht für Sie unpassend sein könnte. Sie müssen mir aber versprechen, jede Frage, jede Idee von mir zurückzuweisen, die für Sie nicht passt. Wichtig ist, dass ich alles fragen darf und Sie wissen, dass Sie auf nichts antworten müssen, was Ihnen unangenehm oder unpassend erscheint. Eine Frage ist kein Befehl zu antworten. Es ist Ihr Recht, sogar Ihre Pflicht, zu überprüfen, ob es gut für Sie ist, sich zum gegebenen Zeitpunkt einem bestimmten Thema zuzuwenden.«

Auch eine häufigere Evaluation des Therapieprozesses als sonst üblich kann nützlich sein: »Wenn wir so auf die letzten fünf Sitzungen zurückschauen, was scheint Ihnen wichtig? Was glauben Sie, ist hier schon gelungen? Was fehlt? Inwiefern war unsere Zusammenarbeit hilfreich für Sie, was sollten wir verändern?« Wir halten es für sinnvoll, diese »Live-Supervision bei der Klient:in« regelmäßig in Anspruch zu nehmen, dabei aber darauf zu achten, dass das Wording der Therapeut:in nicht auf Unsicherheit und Unterwerfung verweist, sondern einem ernsthaften und respektvollen Bemühen um die bestmögliche Kooperation entspringt.

In der Anfangsphase der Therapie mit Thomas gelingt es lange Zeit nicht, das Problemverhalten sichtbar bzw. besprechbar zu machen: Immer wenn wir uns dem intrapsychischen Störungsmuster nähern, beginnt der Patient, etwas in seinem Rucksack zu suchen oder die Augen zu schließen. Auf die Frage, ob es ihm nicht gut gehe, meint er, dass er in den therapeutischen Gesprächen immer wieder dissoziieren werde, »so wie jetzt«, dies sei eine Art »Reset-Knopf« für sein Gehirn.
Da das Kramen und Dissoziieren immer dann auftritt, wenn wir auf das zu ändernde Problemverhalten zu sprechen kommen, entscheide ich (K. H.-K.) mich, mir »Supervision beim Klienten« (vgl. Schmidt 2004) zu holen, indem ich ihn frage: »Eigentlich sind Sie gekommen als jemand, der etwas verändern will. Ein Teil stellt sich dem aber offenbar in die Quere. Wenn wir in Richtung Bearbeitung kommen, bleiben wir immer zwei Meter davor stehen. Sie beginnen zu dissoziieren und im Rucksack zu kramen. Das macht mich ein bisschen ratlos. Natürlich haben Sie das Recht, sich zu schützen, wenn es für Sie heikel wird, aber andererseits werden unsere Gespräche für Sie nicht hilfreich sein können, wenn dieses Muster eine Bearbeitung der wesentlichen Themen verhindert.« Daraufhin erwähnt der Patient, dass er »das Dissoziieren eh auch loswerden will«. Um eine Unterbrechung einzuführen, mache ich dem Patienten folgenden Vorschlag: »Ich hätte eine Idee: Wenn sich das Dissoziieren zwischen uns stellt, dann werfe ich Ihnen von nun an einen Igelball zu, wäre das eine Möglichkeit?« Dem stimmt Thomas zu.

6.5.2 Die therapeutische Haltung betreffend Selbstverletzungen

Ein häufiges Symptom der Borderline-Störung sind Selbstverletzungen, die teilweise sogar habituell auftreten und meist nicht in suizidaler Absicht durchgeführt werden. Man spricht daher von *nichtsuizidalem selbstverletzenden Verhalten (NSSV)* (vgl. Rotthaus 2023). In Einzelfällen ist die Abgrenzung zu (para)suizidalen Handlungen schwierig, da Klient:innen im Rahmen von drastischen Selbstverletzungen das Risiko von permanenter oder sogar letaler Schädigung zumindest in Kauf nehmen. In der Regel können Betroffene aber selbst suizidale Handlungen von Selbstverletzungen unterscheiden. Letztere dienen nämlich in erster Linie der Unterbrechung massiv belastender Zustände (hohe Anspannung oder Zustände der Dissoziation, die als völlige Leere oder Gefühllosigkeit empfunden werden). Untersuchungen zeigen zudem, dass in solchen Zuständen häufig ein verändertes Schmerzerleben besteht, sodass Klient:innen die Selbstverletzungen zunächst nicht als schmerzhaft wahrnehmen (Ducasse, Courtet a. Olié 2014). Vielmehr empfinden die Betroffenen Erleichterung und in manchen Fällen sogar ein deutliches Wohlgefühl beim Spannungsabfall nach der Selbstverletzung. Dies macht verständlich, warum selbstverletzendes Verhalten trotz der unübersehbaren Folgeprobleme für Betroffene häufig einen Lösungsversuch darstellt, auf den sie nicht ohne Weiteres verzichten können.

Daher soll in einem ersten Schritt auch Verständnis dafür geäußert werden, dass dieses Verhalten erst aufgegeben werden kann, wenn andere Bewältigungsmöglichkeiten zur Verfügung stehen. Dennoch muss eine Reduktion von Selbstschädigungen eher früher als später als Therapieziel konsensualiert werden, da langfristig mit einer Verschlechterung der Symptomatik und auch massiven sozialen Auswirkungen zu rechnen ist. Gravierende Selbstverletzungen sind Sprengstoff in jeder nahen Beziehung: Familienmitglieder und Partner:innen können damit keinen gelassenen, souveränen Umgang finden. Mittelfristig ist eine veränderungsneutrale Haltung gegenüber den Selbstverletzungen nicht sinnvoll.

Speziell wiederholt auftretende Selbstverletzungen stellen das private und das professionelle Umfeld auf eine harte Probe: Was ist hier das richtige Vorgehen? Soll man jedes Mal, wenn eine Selbstverletzung vorgekommen ist, die Notfallambulanz aufsuchen? Fördert man dann nicht indirekt das Verhalten? Sollte man es daher besser ignorieren – aber treibt man damit die Betroffenen nicht in die Eskalation? Müssen sie dann noch tiefer schneiden, um »ernst genommen« zu werden? Sollte man sich daher lieber gleich besonders intensiv zuwenden? Selbstverletzendes Verhalten scheint zwei konträre Lösungsmöglichkeiten (»Entweder-oder«) nahezulegen und führt damit oft zu familiären Zerwürfnissen oder erheblichen Spaltungen in therapeutischen Teams. Hier kann es hilfreich sein, die Spaltung im Sinne eines »therapeutischen Splittings« zu utilisieren: »Ich nehme das schon sehr ernst - zum dritten Mal haben Sie sich kurz nach einer Therapiesitzung geschnitten. Jetzt komme ich in ein Dilemma: Ich möchte Ihnen einerseits sehr gerne helfen, andere Fähigkeiten zu entwickeln, mit der furchtbaren Spannung umzugehen. Da tendiere ich zu enger getakteten Sitzungen, also zu ›mehr Therapie‹. Aber andererseits fürchte ich fast, durch die Stunden hier das Problem eher noch zu verschlechtern, tendiere also zu einem Abbruch. Wie müssten denn die Sitzungen hier verlaufen, damit Sie sie wirklich als hilfreich erleben? Dass sie sich auch in der gewünschten Art auf Ihr selbstverletzendes Verhalten auswirken? Was könnten wir da verändern?«

In den etablierten störungsspezifischen Methoden wie DBT (z. B. Bohus 2011, S. 261) und GPM werden Symptome wie Selbstverletzungen und Suizidalität primär als dysfunktionale Lösungsversuche für bislang nicht anders bewältigbare Leidenszustände bewertet. Die Unterstellung einer manipulativen Absicht (»Die will mich nur hilflos machen«, »Das ist alles nur eine Inszenierung, um Aufmerksamkeit zu erregen«) ist dabei nicht nützlich. Genauso wenig, wie man im Falle einer Unterzuckerung bei einer Patient:in mit Diabetes Typ I auf die Idee käme, dass ein hypoglykämischer Schock ein »Beziehungstest« sei, sollte man auch die Symptomatik von Personen mit einer Borderline-Störung nicht als absichtliche Herausforderung des Gegenübers verstehen: Selbstverletzendes Verhalten und andere Impulsdurchbrüche sowie suizidale Krisen sind eben Symptome, die sich bei steigender Anspannung bei dieser Störung einstellen. Solange emotionale Belastungen nicht kommuniziert und anders bewältigt werden können, greifen die Betroffenen »zur Selbsthilfe«, um die subjektiv unerträgliche Situation zu beenden. Strukturelle Störungen sind demgemäß eher wie Handicaps zu verstehen, welche die Bewältigungsstrategien der Betroffenen erheblich einschränken. Aus struktureller Perspektive müssen wir selbstverletzendes Verhalten genau wie andere Impulsdurchbrüche als Ausdruck des »Nicht-anders-Könnens« betrachten, da für die andrängenden intensiven und oft undifferenzierten Affekte keine Toleranz und keine adäquaten Copingstrategien bestehen und speziell negative Emotionen so heftig erlebt werden, dass Steuerungs- und Handlungsfähigkeit verloren gehen können. Diese Perspektive hilft dabei, die für die konstruktive Bewältigung solcher Krisen zentral notwendige empathische Haltung beizubehalten – und zwar trotz der negativen Gefühle, die bei Therapeut:innen bei selbstgefährdendem Verhalten von Klient:innen nahezu zwangsläufig auftreten.

Allerdings soll dabei nicht aus den Augen verloren werden, dass Selbstverletzungen Auswirkungen auf nahe Beziehungen haben, die dann wieder auf die Betroffenen zurückwirken: So kann Risikoverhalten Sorge und damit vermehrte Zuwendung aus dem Umfeld induzieren, was den Betroffenen wiederum hilft, ihren emotionalen Druck zu regulieren. Es muss also nicht gänzlich auf die für die systemische Therapie typische Suche nach dem Sinn hinter den Symptomen verzichtet werden. Marsha Linehan hat in diesem Zusammenhang das Konzept des »Kontingenzmanagements« entwickelt. Kontingenz bedeutet hier die »Art der Konsequenz auf ein Verhalten« und ist nicht mit dem Kontingenzbegriff bei Luhmann zu verwechseln. Grundsätzlich fokussieren Kontingenzverfahren die Tatsache, dass die Konsequenzen eines Verhaltens die Wahrscheinlichkeit beeinflussen, mit der dieses Verhalten wieder auftritt. Linehan bezeichnet es jedoch als einen logischen Fehler, wenn man aus den Folgen eines Verhaltens auf die Absicht zurückschließt: Selbstverletzungen sind (in aller Regel) Ausdruck ernster Verzweiflung, dennoch können auch unbeabsichtigt herbeigeführte interaktionelle Folgen der Selbstverletzungen diese aufrechterhalten. Patient:innen sollten daher erleben, dass sie maximale Unterstützung bei der *Abwendung* selbstverletzender Impulse erfahren: Therapeut:innen beruhigen und validieren das Leiden, loben die

Bereitschaft, sich helfen zu lassen, und bieten Hilfe bei der Problemlösung. Andererseits kommen auch »aversive Kontingenzen« zum Einsatz (Missbilligung, Konfrontation, Entzug von Wärme), wenn Klient:innen sich nicht um die Bewältigung autodestruktiver Impulse bemühen. Im Extremfall stellen Therapeut:innen dann die Therapie infrage, reduzieren die Therapiesitzungen oder verordnen eine Unterbrechung der Therapie.

In der sechsten Therapiestunde zeigt mir (K. H.-K.) Herr SCHUSTER seine »neuesten Narben«, welche er sich durch das Ausdämpfen der Zigaretten und Ritzen mit einem Nagel vor zwei Tagen an seinen Oberarmen zugefügt hat. Er beginnt sofort darüber zu erzählen, dass er im Rahmen seiner Beschäftigungstherapie durch eine Zurechtweisung des Ausbildungsleiters eine massive Kränkung erlebt habe. Er habe sich so bemüht beim Bauen eines Vogelhauses, aber »diesem beschissenen selbstverliebten Kerl kann man ja nichts recht machen, er ist ja nur neidisch, wenn ich es besser kann als er. Das bringt doch eh alles nichts, schauen Sie sich meine Arme an«.
Die trotzige anklagende Haltung des Patienten löst einen erheblichen Ärger in mir aus, ich entscheide mich daher, ein therapeutisches Splitting vorzunehmen: »Ich beobachte in mir zwei unterschiedliche Gefühle und Impulse. Ein Teil von mir kann Ihre Not und die Kränkung gut nachvollziehen, und da merke ich auch bei mir eine Traurigkeit – Ihre Enttäuschung darüber, dass Sie sich so bemüht haben und so viel Freude an der Arbeit hatten und dann trotzdem kritisiert wurden, ist für mich gut einfühlbar. Ein anderer Teil von mir ist verärgert und auch ein bisschen ratlos und würde Sie am liebsten wegschicken, z. B. zu Ihrem Hausarzt zur Wundversorgung, weil unsere Gespräche Sie offensichtlich nicht vor Selbstverletzungen schützen. Gleichzeitig habe ich die Sorge, dass beides mittelfristig nicht hilfreich ist. Wie sehen Sie das?«
Nachdem ich den Patienten auf diese Weise an meinem therapeutischen Dilemma habe teilhaben lassen, frage ich: »Gibt es einen Teil in Ihnen, der auch eine andere Sichtweise dazu hat, dass Sie sich selbst verletzen ›müssen‹, wenn etwas Unerfreuliches passiert?« Der Patient beschreibt dann den »Stop-it«-Teil, der sich schon während des Schneidens meldet. In der Stunde geht es dann weiter um die Vermittlung von Distanzierungs- und Selbstberuhigungstechniken und um die Stärkung des »Stop-it«-Teils.
Hätte der Patient die Frage: »Gibt es einen Teil in Ihnen, der es auch anders sieht?« verneint, hätte ich diese Aussage als Hinweis auf eine eingeschränkte Koopera-

tionsbereitschaft verstanden und eine neue Schleife der Auftragsklärung ziehen müssen, indem ich beispielsweise gefragt hätte: »Lassen Sie uns noch einmal darüber nachdenken, wie ich hilfreich für Sie sein kann. Ich habe noch nicht ganz verstanden, wie unsere Gespräche aus Ihrer Sicht zu einer Veränderung beitragen können. Wenn Sie es für unabänderlich halten, dass Sie auf Kritik oder andere Enttäuschungen mit Selbstverletzungen reagieren – was ist dann für Sie der Sinn unserer Zusammenarbeit?«

Wiederholte Selbstverletzungen und chronische Suizidalität verursachen bei den behandelnden Therapeut:innen nicht nur Sorge und Angst, sondern häufig auch das Gefühl von Überforderung (»Vielleicht habe ich mich doch überschätzt und ich hätte die Klientin nicht übernehmen dürfen, ...«), fallweise Beschämung (»Das hätte mir nicht passieren dürfen – und dabei weiß ich nicht einmal, was ich falsch gemacht habe!«) oder sogar Ärger (»Die will nur Aufmerksamkeit auf sich ziehen«). All diese Gefühle müssen verantwortungsvoll »verwaltet« werden – und zwar ohne dass sich reaktiv übermäßiger Aktionismus, Verstrickung oder aber defensiver Rückzug entwickeln. Die psychotherapeutische Behandlung von stark (auto)destruktiven Personen erfordert ein hohes Ausmaß an »Krisenfestigkeit«. Im Folgenden soll daher erläutert werden, welche Grundhaltungen und Rahmenbedingungen dazu beitragen können, die individuelle Kompetenz für ein professionelles Krisenmanagement zu steigern, und wie gegebenenfalls das Behandlungssetting erweitert werden muss.

7 Anforderungen und Grenzen eines ambulanten Krisenmanagements

7.1 Umgang mit Suizidalität

Der professionelle Umgang mit akuten Krisen und Suizidalität ist grundsätzlich psychotherapeutische Kernkompetenz, weshalb an dieser Stelle lediglich auf gängige Literatur zu den Themen Krisenintervention und Suizidalitätsmanagement verwiesen sei (z. B. Teismann et al. 2016). Ein genuin systemischer Beitrag findet sich in dem Buch *Suizidhandlungen von Kindern und Jugendlichen*, das ebenfalls in der vorliegenden Buchreihe erschienen ist (Rotthaus 2017).

Da suizidale Gedanken und Handlungsimpulse bei strukturell beeinträchtigten Personen regelhaft und in manchen Phasen auch regelmäßig auftreten, verdient dieses Thema eine spezifische Behandlung. Borderline-Klient:innen haben im Vergleich zur Normalbevölkerung ein deutlich erhöhtes Suizidrisiko (siehe auch Abschnitt 2.4), allerdings sollte die Bedrohung auch nicht überschätzt werden. Es ist wichtig, hier einen verantwortungsvollen, gleichzeitig besonnenen Umgang zu finden: Übermäßiger Alarmismus und Aktionismus sind zu vermeiden, da sonst das Therapiegeschehen schnell durch die entstehende Dynamik beherrscht wird. Ziel der Therapie ist es, die Klient:innen mittelfristig dazu zu befähigen, selbstständig, eigenverantwortlich und in funktionaler Weise mit emotionalen Ausnahmezuständen umzugehen sowie diesen Ausnahmezuständen proaktiv durch eine funktionale Lebens- und Beziehungsgestaltung vorzubeugen. Auch wenn dies selbstverständlich erscheint, ist dafür häufig viel Motivationsarbeit nötig, da die chronische Suizidalität als Lebensgefühl sehr vertraut ist und Alternativen dazu für viele schwer vorstellbar sind. Wie Rotthaus (2017, S. 122) anmerkt, stellt die grundsätzliche Möglichkeit des Suizids für stark leidende Personen manchmal eine letzte Form des Kontrollerlebens dar, auf die nicht ohne Weiteres verzichtet werden kann. Eine reaktive Überfürsorglichkeit und Schonhaltung der Therapeutin kann hier die Veränderungsmotivation der Klient:innen weiter schwächen und dadurch den therapeutischen Prozess behindern.

Viele Borderline-Klient:innen begehen Suizidversuche, einige sogar sehr häufig. Diese können ein unterschiedliches Ausmaß an objektivierbarer Gefährdung aufweisen: von geringen Überdosierungen von eher ungefährlichen Medikamenten und selbstständiger Verständigung einer Hilfsperson bis hin zu harten »Suizidmethoden« wie beispielsweise Sprüngen aus großer Höhe und dem Versuch, sich zu erhängen. Oft fallen Suizidversuche bei Borderline-Störungen tendenziell in die erste Kategorie. Die Abgrenzung zwischen suizidalem Verhalten mit offensichtlich kommunikativem Aspekt (»Hilferuf«) und Verhaltensweisen, die mit hoher Wahrscheinlichkeit tatsächlich zur Selbsttötung führen, ist retrospektiv meistens gut möglich, prospektiv, im Rahmen der Androhung, aber oft schwierig. Der häufig verwendete Begriff der »appellativen« Suizidalität oder Parasuizidalität wird in der Fachliteratur daher kritisch bewertet. Suizidhandlungen sind fast immer ambivalent, manchmal haben sie den Charakter eines Gottesurteiles nach dem Motto:

> »Wenn ich gerettet werde, dann kann ich nicht so schlecht sein und will weiterleben. Wenn nicht, dann ist bewiesen, dass ich nichts wert bin, und dann will ich sterben« (Choi-Kain 2022, Übers.: E. W.).

Suizidales Verhalten beinhaltet damit oft auch kommunikative und bis zu einem gewissen Grad manipulative Aspekte, sollte aber dennoch primär als Ausdruck einer hochgradigen und derzeit noch nicht anderweitig lösbaren Bedrängnis verstanden werden.

Es gibt aktuell weder für Borderline-Störungen noch für andere Kontexte verlässliche Tools zur Abschätzung akuter Suizidalität. In der Literatur (Bronisch 2011; Gunderson a. Links 2014) werden aber Risikofaktoren für eine derzeitig erhöhte suizidale Gefährdung genannt: So steigern unter anderem aktuelle Erlebnisse von Zurückweisung bzw. der Verlust von unterstützenden Strukturen, ausgeprägte depressive Symptome, schwere Schlafstörungen und vermehrter Substanzkonsum das Risiko von akuter Gefährdung durch Suizidalität. Stattgehabte Suizidversuche in der Vergangenheit sowie eine Vorgeschichte von sexuellem Missbrauch sind demgegenüber allgemeine Risikofaktoren.

Hilfreich für ein Verständnis der Fluktuationen in der Symptomatik von Borderline-Klient:innen ist das interaktionelle Modell von Gunderson (Gunderson a. Links 2014, S. 21; Choi-Kain 2022): Demnach sind der Grad an subjektiver Verbundenheit *(connectedness)* und das Gefühl, stabilen zwischenmenschlichen Halt zu haben *(feeling held),* zentral für das aktuelle Befinden der Klient:innen. Wenn dieser Zustand durch zwischenmenschliche Probleme (z. B. Erfahrungen von subjektiv erlebter und/oder realer Zurückweisung) erschüttert wird, geraten Betroffene rasch unter starken Stress. Dieser führt zu vermehrten Symptomen und häufig zu Verhaltensmustern, die auf dysfunktionale Weise Zuwendung (wieder)herstellen sollen. Wenn diese Interaktionsangebote im Umfeld aber zur Überforderung führen und sich Bezugspersonen (wie z. B. Therapeut:innen) abgrenzen anstatt zuwenden, kann dies zu einem Teufelskreis führen: Der als unerträglich empfundene Zustand der Isolation bzw. des Verlassenwerdens kann nicht alleine bewältigt werden und führt zu zunehmender Verzweiflung bis hin zur Suizidalität. Wenn es therapeutisch gelingt, diesen Teufelskreis zu unterbrechen und in solchen Situationen wieder subjektive Sicherheit bzw. ein Gefühl der Gebundenheit herzustellen, kommt es regelhaft zu einer raschen Reduktion der Symptomatik.

Statt viel Zeit für die immer unsicher bleibende Evaluation der Selbstgefährdung zu verwenden, ist es daher in vielen Fällen sinnvoller, Klient:innen bei der Überwindung der Suizidalität zu unterstützen. Je besser man die betroffenen Klient:innen kennt, desto verlässlicher ist auch die Einschätzung, ob im Laufe einer Therapiestunde die Distanzierung von den Suizidimpulsen gelingt. Ein zentraler erster Schritt ist dabei eine zugewandt interessierte, aber gleichzeitig auch ruhige und unaufgeregte Grundhaltung. Man sollte zunächst immer fragen, was denn passiert ist, dass das Leben jetzt wieder gar so unerträglich oder wertlos erscheint. Sehr häufig lassen sich konkrete Auslöser wie Abwertungen, Zurückweisungen oder Angst vor dem Verlassenwerden bzw. dem Alleinsein finden, die dann massive negative Selbstbewertungen bis hin zu Selbsthass auslösen. Wenn die auslösende Situation besprochen werden kann, lassen die drängenden Suizidgedanken häufig schnell nach. Meist können in der Behandlungssituation das akute Erleben von Bedrängnis und damit auch die suizidalen Gefühle und Impulse so weit reduziert werden, dass keine weiteren invasiveren Maßnahmen notwendig sind. So kann vermittelt werden, dass Krisen ein erwartbarer Teil des Lebens der Betroffenen sind und daran auch Behandlung nicht sofort etwas ändern kann, dass aber grundsätzlich davon ausgegangen wird, dass diese zusammen bewältigt werden können. Zunächst muss der aktuelle Leidensdruck wahr- und ernst genommen werden (Benennung, Validierung, Spiegeln, ...), dann kann und soll der Fokus schrittweise in Richtung einer Ressourcen- und Bewältigungsperspektive verschoben werden. Welche Möglichkeiten hier zur Verfügung stehen, hängt stark von der Akuität der Suizidalität ab. Evtl. müssen zuerst Methoden zur Unterbrechung von Affektüberflutung oder andere Distanzierungstechniken angewandt werden, in einem nächsten Schritt oder bei geringerer Akuität kann auf frühere, gut bewältigte Krisen und bewährte Veränderungsstrategien und Ressourcen verwiesen werden. Wenn dies gelingt, vermag die aktuelle Krise in Richtung einer Lernchance umgedeutet zu werden, wodurch sich die gemeinsamen Therapieziele sogar in besonderem Maß vorantreiben lassen. Da die krisenhafte Suizidalität bei Personen mit Borderline-Störung häufig von starken Fluktuationen und einer deutlich unmittelbaren Erlebnisreaktivität geprägt ist, bietet sie gute Chancen für kleine Therapieerfolge. Die gemeinsam abgewendete Suizidalität kann die therapeutische Beziehung stärken und Zuversicht schaffen, allerdings nur, wenn sich im Laufe der Zeit die Abhängigkeit von den Therapeut:innen reduziert und die Fähigkeit zur Krisenbewältigung zunehmend internalisiert wird.

Wenn die Suizidalität im Rahmen der Therapieeinheit nicht verlässlich abgewendet werden kann, sollte eine psychiatrische Begutachtung veranlasst werden. Das ist kein Ausdruck von Hilflosigkeit oder Überforderung, sondern von Verantwortung und »Ernst nehmen«. Gleichzeitig wird damit signalisiert, dass der »normale Therapieverlauf« jetzt unterbrochen und das Behandlungssetting erweitert wird. Wichtig ist hier eine gute Kooperationsbeziehung zu einer psychiatrischen Ordination oder Ambulanz, wo Klient:innen zeitnah vorstellig werden können und für wichtige Fragestellungen und Behandlungsentscheidungen gemeinsam Verantwortung übernommen wird. Idealerweise gibt es einen niedergelassenen Facharzt für Psychiatrie, der die betroffene Patient:in kennt und sich für die psychopharmakologische Seite der Krisenintervention und die Abklärung einer Aufnahmeindikation zuständig fühlt. Notfallambulanzen haben zwar den Vorteil der ständigen Erreichbarkeit, aber eine hohe Personalfluktuation, sodass es keine konstanten Ansprechpartner:innen gibt.

Bei der psychiatrischen Begutachtung wird, wenn ein entlastendes Gespräch nicht ausreicht, entweder eine Bedarfsmedikation zum Spannungsabbau oder zur unspezifischen Sedierung verordnet bzw. im Falle einer akuten und erheblichen Selbstgefährdung eine stationäre Aufnahme auf einer akutpsychiatrischen Abteilung veranlasst. Die Kriterien dafür sind allerdings sehr eng, da bekannt ist, dass der stationäre Kontext eine Bühne bietet, auf der sich die Persönlichkeitsauffälligkeiten ungehemmt entfalten und es damit häufig zu einer Aggravierung der Symptomatik kommt. Das regressionsfördernde Klima einer stationären Abteilung, die Loslösung aus allen Alltagsroutinen und der Resonanzraum der mitagierenden Mitpatient:innen können zu dieser Verschlechterung beitragen, bevor noch Spaltungsprozesse im Team das Übrige leisten. Aus all diesen Gründen kann es allgemeinpsychiatrischen Abteilungen nicht verübelt werden, dass sie Borderline-Patient:innen zum frühestmöglichen Zeitraum entlassen – und das ist fallweise deutlich früher, als es sich die ambulant Behandelnden (egal ob Psychiater:innen oder Psychotherapeut:innen) wünschen. Die Hoffnung auf eine nachhaltige Stabilisierung oder Verbesserung vermag bei Weitem nicht immer erfüllt zu werden.

Die ambulant Behandelnden mögen daran erinnert sein, dass eine Akutpsychiatrie in vielen Fällen ein nahezu toxisches Klima für Borderline-Patient:innen darstellt, und deshalb mit Verständnis reagieren.

Noch schwieriger ist die Situation für die ambulant Behandelnden, wenn sich die Suizidalität nicht in der Therapiesitzung, sondern zwischendurch zeigt und Therapeut:innen davon telefonisch oder über SMS in Kenntnis gesetzt werden. Wie schon im Abschnitt 6.2.5 ausgeführt, ist bei instabilen Borderline-Patient:innen eine Festlegung des Vorgehens im Krisenfall schon zu Therapiebeginn nötig. Klient:innen müssen wissen, in welchem Ausmaß ihre Therapeut:innen zwischen den Sitzungen erreichbar sind und sich »zuständig« fühlen bzw. wen sie sonst im Krisenfall kontaktieren sollen. Bei vereinzelt vorkommenden Krisen sind zusätzliche Krisensitzungen durchaus sinnvoll. Dauert die instabile Phase länger, kann passager die Therapiefrequenz erhöht werden (statt einem Termin z. B. zwei pro Woche), mit evtl. verkürzter Dauer der Sitzungen. Dadurch wird in adäquater Weise auf die höhere Bedürftigkeit reagiert und mit einiger Wahrscheinlichkeit die Häufigkeit der außertourlichen Telefonate reduziert. Gleichzeitig wird aber signalisiert, dass diese Kontakte ausschließlich der Abwendung akuter Krisen dienen und dass alle darüber hinausgehenden Themen erst nach erfolgter Stabilisierung in den regulären Therapiesitzungen aufgegriffen werden. In dieser Phase des Krisenmanagements geht es ausschließlich darum, die Wahrscheinlichkeit selbstschädigenden Verhaltens zu reduzieren. Therapeut:innen, die mit Borderline-Patient:innen arbeiten, sollten dazu über ein Set an Selbstberuhigungs- und Distanzierungstechniken verfügen, das sie an die individuellen Bedürfnisse der Betroffenen anpassen können.

Wenn die Krisenintervention durch jemand anderen (z. B. die Fachärzt:in für Psychiatrie oder die Akutpsychiatrie) erfolgte, und erst recht natürlich nach einem Suizidversuch, muss die Krisenhaftigkeit stets bei nächster Gelegenheit in der Therapie offen und direkt aufgegriffen werden. Auch wenn ein solches Geschehen oft negative Emotionen auf Therapeut:innen-Seite auslöst, soll es weder übergangen noch vorwurfsvoll thematisiert, sondern zum Anlass genommen werden, zu fragen, was noch nicht ausreichend verstanden oder bearbeitet worden ist, um solche Krisen künftig zu vermeiden bzw. anders zu lösen. Wenn der Prozess stagniert und sich an der Frequenz und Schwere der Selbstverletzungen oder suizidalen Handlungen nichts ändert, muss auch die Frage gestellt werden, ob das aktuelle Therapiesetting und der aktuelle Behandlungsauftrag geeignet sind, die notwendigen Veränderungen zu befördern. Auch wenn (oder gerade wenn?) man Selbstverletzungen als Krankheitssymptom, also als Teil der Störung betrachtet, ist es sinnvoll, im Einzelfall zu überprüfen, ob das ambulante Behandlungssetting geeignet ist, hochgradig instabile Patient:innen verantwortungsvoll zu betreuen (Hausärzt:innen behandeln schließlich auch keine akuten Herzinfarkt-Patienten in der Ordinationszeit).

Evtl. kann in solchen Konstellationen ein Therapievertrag formuliert werden, wie er vor allem in spezialisierten stationären Behandlungseinrichtungen genützt wird. Dabei verpflichten sich Klient:innen für einen gewissen Zeitraum, Suizidhandlungen zu unterlassen und stattdessen aktiv Hilfe zu suchen. Eine Vorlage für eine solche Therapievereinbarung findet sich beispielsweise im Zusatzmaterial zu Rotthaus (2017).[13] Allerdings werden diese Non-Suizid-Verträge in der Fachliteratur sehr kontroversiell diskutiert. Während Befürworter:innen sie als ein nützliches Instrument der Selbstverpflichtung betrachten (siehe Abschnitt 6.2.5), weisen andere darauf hin, dass Therapieverträge sowohl klinisch wie auch forensisch nur eine Scheinsicherheit erzeugen (Choi-Kain 2022).

7.2 Anforderungen an ambulantes Krisenmanagement

Wer in der niedergelassenen Praxis mit instabilen Borderline-Patient:innen arbeiten will, sollte sich ein verlässliches Kooperationsnetzwerk und eine regelmäßige Supervisionsstruktur aufbauen.

13 Verfügbar unter: https://www.carl-auer.de/media/carl-auer/sample/ZM/MB_0000050.pdf [29.12.2022].

7.2.1 Aufbau von Kooperationsnetzwerken

Auf die Bedeutung einer guten Kooperationsbeziehung zu einer psychiatrischen Ordination, wo im Krisenfall psychopharmakologisch behandelt und über die Notwendigkeit einer stationären Aufnahme entschieden wird, wurde schon hingewiesen; ebenso auf die Sinnhaftigkeit einer parallel zur Einzeltherapie durchgeführten Gruppentherapie. Ein solches multimodales Vorgehen wird im GPM-Modell als *»split treatment«* bezeichnet und kann entscheidend dazu beitragen, Therapeut:innen zu entlasten und den Behandlungserfolg maßgeblich zu verbessern. Dabei fungieren die Psychotherapeut:innen, die in der Regel den häufigsten Kontakt und damit die engste therapeutische Beziehung haben, als Case Manager:innen und vermitteln je nach Problemkonstellation den Kontakt zu unterschiedlichen weiteren Hilfsangeboten. Da Patient:innen mit struktureller Beeinträchtigung häufig ein niedriges psychosoziales Funktionsniveau aufweisen, sind sie ebenso von existenziellen Problemen wie Verarmung, Schulden oder Wohnungslosigkeit betroffen, weshalb in diesen Fällen sozialarbeiterische Betreuung, Schuldnerberatung u. Ä. wichtig werden können. Wenn impulsives Verhalten und dysfunktionale Beziehungen zu rechtlichen Problemen oder der Viktimisierung durch Gewalterleben führen, sollte zu entsprechenden Beratungseinrichtungen vermittelt werden. Soziale und berufliche Teilhabe sind für Patient:innen mit Borderline-Störung von essenzieller Bedeutung für eine nachhaltige Stabilisierung, weshalb hier psychiatrische wie berufliche Rehabilitationsmaßnahmen sowie (evtl. psychosoziale gestützte) Freizeitangebote genutzt werden sollten. Da Angehörige und andere nahestehende Personen häufig massiv durch die Problematik der Klient:innen belastet und/oder an der Aufrechterhaltung problematischer Muster mitbeteiligt sind, ist es auch hier sinnvoll, Behandlungs- oder Beratungsangebote (beispielsweise Angehörigengruppen) zu vermitteln.

All diese Maßnahmen erfordern natürlich eine gute Kenntnis der regionalen psychosozialen Infrastruktur, die nur durch proaktives und fortlaufendes Engagement seitens der Therapeut:innen gewonnen werden kann. Erfahrungsgemäß ist der damit erlangte

Zugewinn an Handlungsmöglichkeit diesen Aufwand allemal wert. Idealerweise würden spezialisierte Ambulanzen oder Gemeinschaftspraxen diese breite Palette abdecken, was aktuell aber höchstens in einigen Ballungsräumen realisiert wird.

7.2.2 Schaffung einer Supervisionsstruktur

Neben entsprechender interdisziplinärer Kooperation kommt in der psychotherapeutischen Arbeit mit Borderline-Klient:innen insbesondere der regelmäßigen Supervision eine fundamentale Bedeutung zu. Spezifische Supervisionsstrukturen sind daher ein fixer Bestandteil der validierten Behandlungsmethoden und werden in der aktuellen Behandlungsleitlinie generell für Therapeut:innen mit dem Behandlungsschwerpunkt Borderline-Störung empfohlen. Regelmäßige und wenn möglich störungsbezogene Supervision erfüllt dabei mehrere wichtige Aufgaben: Supervision bietet direkte Unterstützung der Therapeut:innen, wenn im Umgang mit Krisensituationen und/oder stark dysfunktionalen Verhaltensmustern von Klient:innen Verunsicherung und Angst entstehen. Hier kann das gemeinsame Erarbeiten eines verantwortungsvollen Vorgehens Orientierung bieten oder die kollegiale Rückversicherung bezüglich der fachlichen Korrektheit des eigenen Vorgehens sehr entlastend wirken sowie gewährleisten, dass auch unter Druck die notwendige empathisch-zugewandte Haltung aufrechterhalten werden kann.

Des Weiteren dient Supervision der fortlaufenden Evaluierung des Therapieprozesses und erlaubt eine Überprüfung, ob eine professionelle Wahrung der Rollen gewährt ist. Da Menschen mit strukturellen Beeinträchtigungen aufgrund früherer negativer Beziehungserfahrungen, ihrer Emotionsregulationsstörung und ihrer dysfunktionalen Strategien regelhaft und quasi »störungsimmanent« problematische Beziehungsangebote machen, kann es in der Therapie mit diesen Klient:innen leicht zu Verstrickungen, aber auch zu unprofessionellen Abgrenzungshandlungen aufseiten der Therapeut:innen kommen.

Letztlich ist Supervision insbesondere bei sehr instabilen Klient:innen mit starken Selbst- und/oder Fremdschädigungstendenzen auch für die eigene Rechtssicherheit wichtig. Bei schweren Störungen muss mit erfolglosen Behandlungsverläufen, zuweilen sogar mit gravierenden Folgeschäden oder tödlichem Ausgang gerechnet werden. In diesem Fall kann es wichtig sein, die Professionalität der Behandlung und die Einhaltung der Behandlungsstandards nachweisen zu können. In diesem Zusammenhang ist zu erwähnen, dass auch informelle kollegiale Gespräche als Supervision/Intervision dienen können, sofern sie entsprechend dokumentiert werden. Idealerweise sollte die Behandlung von schweren Borderline-Störungen aber in einem störungsspezifischen Kontext supervidiert werden, was durch die rezenten pandemiebedingten Veränderungen der kommunikationstechnologischen Gepflogenheiten nun ortsunabhängig realisierbar ist. Um es auf den Punkt zu bringen: Der Behandlungserfolg ist nicht einklagbar, das professionelle Vorgehen allerdings schon. In diesem Zusammenhang ist es sinnvoll, dass Behandelnde die seit kurzem verfügbare S3-Leitlinie kennen, auf die auch in diesem Buch immer wieder Bezug genommen wurde (DGPPN 2022).

Andererseits sollte nicht übersehen werden, dass die fehlende Bereitschaft vieler Psychotherapeut:innen, Borderline-Klient:innen zu behandeln, stark zur Unterversorgung dieser Klientel beiträgt. Den ca. 700 000 Borderline-Betroffenen standen in Deutschland 2014 nur 700 spezialisierte (teil)stationäre Behandlungsplätze und noch weniger spezialisierte ambulante Behandlungsplätze gegenüber (vgl. Richter et al. 2014). Aus einer Versorgungsperspektive wäre es daher wünschenswert, wenn möglichst viele Psychotherapeut:innen im niedergelassenen Bereich sich störungsspezifisch weiterbilden würden, um den Betroffenen ein adäquates, v. a. krisenfestes Behandlungssetting anbieten zu können. Dazu soll auch dieses Buch beitragen.

7.3 Grenzen der psychotherapeutischen Behandelbarkeit im niedergelassenen Bereich

Die Borderline-Störung umfasst eine große Bandbreite an verschiedenen Schweregraden und Verlaufsformen. Dass diese Unterschiede in den gängigen Diagnosesystemen nicht abgebildet werden, wurde immer wieder kritisiert. Erst im ICD-11 ist eine Beurteilung des Schweregrades der Störung vorgesehen (siehe Abschnitt 2.2). Manche Betroffene leiden wohl an typischen Symptomen, welche aber nur in einem geringeren Ausmaß und/oder in spezifischen Lebenssituationen auftreten. In Stressphasen können diese Symptome sich zwar plötzlich zuspitzen, sind aber nicht mit massiver Selbst- oder Fremdgefährdung verbunden. Für diese Klient:innen – sie machen ca. 70 % aller behandlungsbedürftigen Personen mit einer Borderline-Störung aus – ist eine regelmäßige und langdauernde ambulante Psychotherapie im niedergelassenen Bereich, idealerweise mit störungsspezifischer Supervision, adäquat.

Demgegenüber gibt es schwerste Verläufe der BPS, die eine Teilnahme an einem »normalen« Alltagsleben sowie die Erreichung grundlegender psychosozialer Entwicklungsschritte praktisch verunmöglichen und die mit einer stark erhöhten Morbidität und Mortalität verbunden sind. Untersuchungen haben ergeben, dass bei ca. 30 % aller Betroffenen die Kriterien einer schweren psychischen Erkrankung, einer *»severe mental illness«* erfüllt sind (vgl. Lora, Bezzi a. Ehrlicher 2007). Diese Patient:innen sollten vorrangig in spezialisierten Behandlungseinrichtungen versorgt werden. In Deutschland wurde dafür das »Konzept der Integrierten Versorgung (IV)« für Menschen mit schwerer BPS entwickelt, aber erst vereinzelt umgesetzt. In Analogie zur IV-Psychose wird dabei, finanziert über eine Fallpauschale, ein umfassendes Case-Management mit psychiatrischer, psycho- und sozialtherapeutischer, bei Bedarf aufsuchender Behandlung und permanenter Erreichbarkeit und Möglichkeit zur Krisenintervention angeboten. Als Best-Practice-Beispiel sei hier auf die »Integrierte Versorgung Borderline« am Universitätsklinikum Hamburg-Eppendorf verwiesen (vgl. Schindler, Neshatrooh a. Krog 2020).

Solange solche umfassenden störungsspezifischen Behandlungskonzepte nicht breit verfügbar sind, wird es wohl an jeder psychiatrischen Abteilung einige Patient:innen geben, denen nicht nur nicht ausreichend geholfen werden kann, sondern die jede noch so intensive Behandlung ad absurdum führen.

Eine Patientin brachte es auf einer regionalen psychiatrischen Akutabteilung – trotz andauernder Bemühungen, ein Lebensumfeld außerhalb des Spitals zu etablieren – in einem Jahr auf über 300 Behandlungstage auf der akutpsychiatrischen Station, die meiste Zeit davon wegen akuter Selbstgefährdung untergebracht. Wiederholte Selbstverletzungen trotz ständiger Überwachung erzeugten dabei Konflikte sowohl im Behandlungsteam als auch im Krankenhaus, da die gastroenterologische Abteilung phasenweise mehrmals pro Woche verschluckte Rasierklingen per Magenspiegelung bergen musste.
Eine Kollegin aus Australien berichtete im informellen Austausch Ähnliches: Eine Patientin eröffnete nach einem Selbstmordversuch mit einem Stich in den Herzbereich wiederholt ihre Wunde, obwohl ihr nur mehr Plastikbesteck ausgehändigt wurde, was mehrfacher thoraxchirurgischer Eingriffe bedurfte und ebenfalls zu Konflikten zwischen den Abteilungen führte.
In einem anderen Krankenhaus kam es zu einem Konflikt zwischen der akutpsychiatrischen und der chirurgischen Abteilung, weil sich die Chirurg:innen nach der dritten Selbstverletzung während einer einzigen psychiatrischen Unterbringung weigerten, ein weiteres Mal die durchtrennte Sehne in einer aufwendigen Operation zu nähen, und stattdessen nur eine oberflächliche Wundversorgung durchführten, was zu einer dauerhaften Funktionsbeeinträchtigung führte.

Wer je an solchen verheerenden Eskalationsschleifen beteiligt war, kennt die fast unerträgliche Mischung aus Hilflosigkeit und Wut, die solche Patient:innen auslösen. Man erlebt die Betroffenen wie besessen von dem Wunsch, die Behandelnden hilflos zu machen, als wäre das Unterlaufen der Kontrollmechanismen, die Möglichkeit, sich trotz intensivster Überwachung dennoch selbst verletzen zu können, der größte Triumph, die einzige Möglichkeit, sich selbstwirksam zu erleben. Für diese Patient:innen gibt es bislang keine Erfolg versprechenden etablierten Behandlungskonzepte. Laut S3-Leitlinie könnte bei den schwersten therapierefraktären Fällen sogar eine vorübergehende Unterbringung in geschlossenen Heimen erwogen werden, wenn diese ein angemessenes, möglichst störungsspezifisches Behandlungs- und Rehabilitationskonzept bieten. Zumindest in Deutschland sind solche Heime als spezialisierte Untergruppe von Betreuungsheimen für geistig und seelisch behinderte Menschen vorhanden, wenngleich insbesondere Langzeitunterbringungen in diesen Einrichtungen kritisch betrachtet werden (Brieger et al. 2023).

Glücklicherweise sind solche Fälle sehr selten und sollten daher nicht zu einer grundsätzlich pessimistischen Einschätzung der Behandelbarkeit der Borderline-Störung führen. Ähnliches kennt man ja auch von somatischen Erkrankungen: Die meisten Infektionserkrankungen und manche Krebsformen lassen sich mittlerweile gut behandeln, aber vereinzelt kommt es zu schicksalhaften Verläufen, bei denen jede Therapie versagt.

Nach gängigen Leitlinien ist die regelmäßige und längerfristige ambulante Psychotherapie das primäre therapeutische Mittel der Wahl für die erfolgreiche Behandlung von Borderline-Störungen. Psychopharmakologische Therapie und akut psychiatrische Aufenthalte sind häufig in Phasen höherer Selbst- oder Fremdgefährdung nötig, tragen aber nur insofern zum Therapieerfolg bei, dass sie die Patient:innen in solchen Momenten vor sich selbst schützen.

Je krisenhafter Patient:innen sind, desto enger müssen die behandelnden Therapeut:innen mit den psychiatrischen Fachkräften und evtl. weiteren professionellen Helfer:innen vernetzt sein. Hoch krisenhafte Patient:innen sind wahrscheinlich in multiprofessionell besetzten sozialpsychiatrischen Ambulanzen oder ähnlichen Einrichtungen der sogenannten integrierten Versorgung (IV), die vor allem in Deutschland zunehmend Verbreitung finden, am besten aufgehoben, weil hier die zeitlichen und personellen Ressourcen eine niederschwellige Behandlung ermöglichen. Aber solche Versorgungseinrichtungen sind bei Weitem nicht flächendeckend verfügbar.

Bei schweren Verlaufsformen oder ausgeprägten komorbiden Störungen (Essstörungen, PTBS mit Dissoziationen, Substanzstörungen) sind Aufenthalte in spezialisierten psychotherapeutisch orientierten Abteilungen indiziert (siehe Abschnitt 8.1). Diese sind klar von kriseninterventionellen Aufnahmen auf allgemeinpsychiatrischen Stationen abzugrenzen und können grundlegende und nachhaltige Verbesserungen befördern. Eine zentrale Einschränkung besteht aber in der Verfügbarkeit solcher spezialisierten Therapieangebote. Sofern sie regional überhaupt vorhanden sind, sind die Wartezeiten auf einen Therapieplatz in der Regel lang und können viele Monate betragen.

Letztlich verbleibt daher oftmals ein versorgungstechnisches Dilemma: Betroffene benötigen in erster Linie eine ambulante Psychotherapie, die nach Möglichkeit auf die spezifischen Bedürfnisse abgestimmt ist. Interaktionelle Symptomatik und Instabilität (bzw. mangelnde Ausbildung und Routine in Bezug auf deren Management) überfordern solche Settings aber häufig, während rein psychiatrische Behandlungen nur geringe Erfolgsaussichten haben. Hochspezialisierte Einrichtungen sind nur sehr bedingt verfügbar und zudem wissen Betroffene oft auch nicht über deren Existenz und die in ihrem Fall gegebene Behandlungsindikation Bescheid. All das führt dazu, dass Betroffene häufig erratisch zwischen verschiedenen Akteuren pendeln und dabei eher Enttäuschung und Entmutigung als Behandlungserfolg erleben.

Es wäre für diese vulnerable und meist von einem starken Leidensdruck betroffene Gruppe an Klient:innen daher sehr begrüßenswert, wenn es auch niedergelassenen Therapeut:innen vermehrt gelänge, trotz all der geschilderten Herausforderungen hier vermehrt tragfähige Therapieangebote zu bieten. Natürlich sind manche Klient:innen letztlich nicht stabil genug für eine ausschließlich ambulante Therapie. In vielen Fällen ist diese Grenzziehung aber speziell zu Behandlungsbeginn nicht eindeutig möglich und dann auch stark vom Verlauf der jeweiligen Therapie abhängig. Wir glauben, dass es mit den dargestellten störungsspezifischen Adaptionen bei entsprechenden Rahmenbedingungen gelingen kann, diese Grenzen erheblich auszuweiten. Wenn niedergelassene Therapeut:innen über die oben geschilderten Behandlungsstrukturen in ihrer Umgebung Bescheid wissen und nach Möglichkeit auch in eine direkte persönliche Kooperationsbeziehung treten, eröffnen sich neue Handlungsspielräume: Die ausgeführten Nachteile und Risiken bezüglich stationärer Akutaufnahmen können gemeinsam mit den Klient:innen reflektiert und in individuellen Krisenplänen berücksichtigt werden. Diese stehen dann wiederum auch den Behandler:innen an den Akutabteilungen zur Verfügung und limitieren kontraproduktive Entwicklungen wie Langzeitaufnahmen oder eine Eskalation der medikamentösen Therapien. Im Optimalfall gelingt es so, dass auch schwerer erkrankte Personen eine kontinuierliche ambulante Therapie wahrnehmen und dabei bei Bedarf vorübergehend in höherschwellige Behandlungssettings wechseln, ohne dass dabei wichtige Therapie- und Entwicklungsschritte konterkariert werden.

Uns ist natürlich bewusst, dass es in der Praxis sehr herausfordernd ist, beständige Kooperationskontakte zwischen dem niedergelassenen und dem institutionellen Bereich zu etablieren und zu pflegen. In Gesundheitseinrichtungen wechseln die Ansprechpartner:innen je nach Dienstplan bzw. Personalfluktuation und Zeit für interdisziplinären Austausch wird genauso wie Supervision bedauerlicherweise nicht abgegolten. Hier gäbe es für die Zukunft sicherlich noch viel Verbesserungspotenzial, da speziell Personen mit Borderline-Störung von einem kontinuierlichen Case-Management profitieren.

Diese Ausführungen sollen keinesfalls als Aufruf zur therapeutischen Selbstüberforderung oder -aufopferung verstanden werden. Wenn sich Therapeut:innen in Therapiesituationen verstricken, die ihre jeweiligen Grenzen überschreiten, ist den Betroffenen auch nicht geholfen. Es ist für die Arbeit mit einer aus vielen Perspektiven fordernden und anspruchsvollen Klientel wichtig, dass Therapeut:innen eine kritische Reflexion ihrer eigenen Möglichkeiten und Bereitschaften vornehmen: Wie ist es um die individuelle Reaktionsbereitschaft rund um die Krisen, die bei solchen Klient:innen zu erwarten sind, bestellt? Wie viel Angst, wie viel Ärger wird dadurch ausgelöst? Wie viel Selbstfürsorge muss für wie viel von solcher Arbeit budgetiert werden? Mit wie vielen Personen mit strukturellen Beeinträchtigungen kann ich parallel arbeiten, ohne dass ich in ständiger Sorge um eine meiner Patient:innen lebe?

Abschließend sei noch hervorgekehrt, dass die aktuelle Leitlinie für Klient:innen mit Borderline-Störung generell eine Behandlung durch Therapeut:innen empfiehlt, die in einer der gut evaluierten störungsspezifischen Therapiemethoden ausgebildet wurden. Es ist unbestreitbar, dass Kolleg:innen, die sich dementsprechend spezialisiert haben (was ja zumeist auch mit einer Vorliebe für diese

Art der therapeutischen Arbeit und einer Einbindung in bestehende Behandlungsnetzwerke verbunden ist), in besonderem Ausmaß hilfreich für Betroffene sein können. Gleichzeitig verbleibt es aber fraglich, ob sich diese Empfehlung aufgrund des hohen Aufwands an zeit- und kostenintensiven Zusatzausbildungen jemals flächendeckend umsetzen lässt. Wir schließen uns hier daher der Sichtweise von John Gunderson und Paul Links (2014, S. 3) an:

> »Die meisten Psychiater und Therapeuten können ›gut genug‹ darin werden, die überwiegende Zahl der Borderline-Klienten kompetent zu behandeln und dabei aus ihrer Arbeit Befriedigung zu ziehen. Sie müssen kein Spezialist sein und sich auch nicht in selbstloser Art aufopfern, … um ›gut genug‹ zu sein; aber Sie sollten wohlwollend, verlässlich, interessiert und unerschrocken sein und Sie brauchen ein fundiertes Wissen über Case-Management« (Übers.: E. W.).

Wie ausgeführt glauben wir, dass dies auch für systemische Therapeut:innen zutreffend ist. Mit den erwähnten störungsspezifischen Modifikationen können viele Patient:innen professionell systemisch-therapeutisch behandelt werden. Wenn allerdings kein passender Therapieauftrag konsensualisiert oder keine Stabilisierung erreicht werden kann, wäre es aus unserer Sicht ebenso professionell, die Therapien zu beenden und Klient:innen darüber aufklären, dass es weitere spezialisierte Behandlungsmöglichkeiten und -settings gibt, für die wissenschaftliche Wirkungsnachweise sowie Empfehlungen in gängigen Behandlungsleitlinien vorliegen. Im deutschsprachigen Raum stellen Fach- und Ausbildungsgesellschaften der störungsspezifischen Therapiemethoden teilweise Übersichten über regional verfügbare ambulante und stationäre Therapieangebote zur Verfügung.[14]

14 Verfügbar z. B. unter: https://www.dachverband-dbt.de/dbt-therapieangebote [12.4.2023].

8 Spezialisierte stationäre Borderline-Behandlung und Gruppentherapie

8.1 Spezialisierte stationäre Behandlungsangebote

Da die akutpsychiatrischen Abteilungen im besten Fall zur kurzfristigen Entschärfung von Krisen beitragen, Patient:innen mit einer Borderline-Störung aber nicht spezifisch behandeln können, kommt den spezialisierten stationären Psychotherapieabteilungen besondere Bedeutung zu. Einige der Borderline-spezifischen Stationen verfolgen in stringenter Weise ein spezifisches Behandlungskonzept im Sinne von DBT, MBT, TFP oder Schematherapie, die meisten psychotherapeutischen Stationen bezeichnen sich allerdings als »integrativ«, sodass in den einzelnen Gruppen durchaus unterschiedliche Methoden zur Anwendung kommen. In fast allen spezialisierten Borderline-Stationen wird Skillstraining angeboten, um selbstverletzendes Verhalten zu reduzieren. Die übrigen therapeutischen Angebote richten sich nach der Ausbildung der Beschäftigten, können also im Laufe der Zeit auch variieren.

Typischerweise werden im Rahmen stationärer Psychotherapie nicht nur Psychotherapie im Einzel- und Gruppensetting, sondern auch diverse Spezialtherapien wie Musiktherapie, Kunsttherapie, körperbezogene Therapieformen sowie sozialarbeiterische Beratung angeboten. Meist ist auch das Pflegeteam speziell geschult und z. B. in das Skillstraining miteinbezogen. Pflegepersonen übernehmen nicht nur die häufig nötigen entlastenden Krisengespräche, sondern auch die täglichen Morgen- und Abendkontakte. Ihnen kommt dabei die Aufgabe zu, den Fokus der Patient:innen auf Aspekte der Realitätsbewältigung zu richten. Neben der Unterstützung von Alltagsfertigkeiten wie in Kochgruppen oder bei begleiteten Einkäufen und Sozialtrainings ist hier das Einfordern der Einhaltung der Stationsregeln von besonderer Bedeutung. Regelmäßige Teambesprechungen und Supervisionen sollen professionelle Kooperationsbeziehungen absichern. In psychodynamisch orientierten Abteilungen wird ein Verständnis »der sich im multiplen Beziehungsgeschehen manifestierenden Übertragungsmuster« (vgl. Wöller et al. 2018) angestrebt. In auf DBT spezialisierten Abteilungen wird bei Fallbesprechungen und Teamintervisionen eine Teilnehmerin explizit als »Hüterin der Dialektik« eingesetzt: Diese Person muss darauf achten, dass keine einseitigen Interpretationen überhandnehmen. In systemisch geführten Abteilungen könnten in diesem Zusammenhang »Reflecting Teams« zum Einsatz kommen (vgl. Nicolai u. Schweitzer 2010; Wagner u. Jelem 2013).

Ein auf Borderline-Störungen spezialisiertes stationäres Behandlungskonzept, das stringent systemisch konzeptualisiert ist, wurde bislang unseres Wissens nirgendwo etabliert. In der sysTelios Klinik, wo konsequent ein ressourcenorientiertes hypnosystemisches Behandlungskonzept umgesetzt wird, werden zwar Personen mit der Diagnose einer Borderline-Störung nicht ausgeschlossen, sie werden aber auch nicht durch spezifische Behandlungsangebote adressiert. Auch in den Abteilungen, die sich am SYMPA-Projekt beteiligt haben (SYMPA steht für »Systemische Methoden in der Psychiatrischen Akutversorgung«), wurden keine störungsspezifischen Behandlungskonzepte umgesetzt. Trotzdem bietet das entsprechende Handbuch (Nicolai u. Schweitzer 2010) vielfache Anregungen, die auch für den Umgang mit stationär zu behandelnden Borderline-Patient:innen hilfreich sind. So wird dort z. B. vorgeschlagen, mit Borderline-Patient:innen »Wiederaufnahmeverträge« zu schließen. Wenn die Betroffenen eine Auszeit brauchen, können sie sich in einem definierten Umfang in einer akutpsychiatrischen Abteilung »einbuchen«, ohne dafür besondere Krisenhaftigkeit inszenieren zu müssen. Ob damit Eskalationsschleifen verlässlich verhindert werden können, ist nicht publiziert.

Stationäre Psychotherapie soll jedenfalls durch die Gemeinschaft der Mitpatient:innen als Lernfeld für die Nachentwicklung unzureichend verfügbarer Ich-Funktionen (d. h. struktureller Kompetenzen) dienen. Die Teamleitung wird meist von den zuständigen Oberärzt:innen ausgeübt, diese tragen auch die Verantwortung für allfällige Entscheidungen wie disziplinäre Entlassungen oder Verlegungen auf eine Akutstation sowie Gewährung oder Streichung von Ausgängen unter Berücksichtigung der aktuellen Stabilität. Um diese Entscheidungen möglichst professionell treffen zu können, ist ein regelmäßiger Informationsaustausch in Teambesprechungen selbstverständlich. Typischerweise sind die Hierarchien in Psychotherapiestationen flach, da auch die Beobachtungen und Einschätzungen der Pflegepersonen, die den Stationsalltag gestalten und viel in direktem Kontakt zu den Patient:innen stehen, von großer Bedeutung sind. Häufig ist die Stationsleitung seitens der Pflege auch in die Aufnahmeentscheidung miteinbezogen, ein persönliches Vorstellungsgespräch ist im Vorfeld der Aufnahme fast immer zwingend. Hier wird nicht nur die Indikation und Dringlichkeit der Aufnahme beurteilt, sondern es werden auch die Therapieziele besprochen und konsensualisiert. Darüber hinaus werden die künftigen Patient:innen über die Stationsregeln informiert, um etwaige Unvereinbarkeiten schon vor Behandlungsbeginn auszuschließen (vgl. Wöller u. Kress 2018).

An den meisten spezialisierten Borderline-Stationen sind Behandlungsverträge üblich. Neben der Hausordnung enthalten diese meist Anti-Suizid- oder auch Anti-Selbstverletzungsvereinbarungen. Berberich (2018, S. 384) spricht in diesem Zusammenhang sogar von »Psychotherapie als Vertragsgeschehen«, wobei die Arbeit am Behandlungsvertrag sich als Dialog zwischen Therapeut:in und Patient:in realisieren sollte, in dem ein gemeinsames Arbeitsbündnis bezüglich problematischer Verhaltensweisen erarbeitet wird (Berberich 2018, S. 387). In diesem Sinne sind die schriftlichen Vereinbarungen in Therapieverträgen als »Hausaufgaben« zu verstehen, die Patient:innen im Krisenfall durchführen. So wird in einem Anti-Selbstverletzungsvertrag ja nicht nur vereinbart, dass Patient:innen es unterlassen, sich selbst zu verletzen, sondern auch, dass sie bei hoher innerer Anspannung selbstständig und zuverlässig Selbstberuhigungstechniken anwenden oder sich beim Behandlungsteam melden und Hilfe und Unterstützung annehmen. Laut Kanfer et al. (2006; zit. nach Berberich 2018, S. 387) ist

> »die somit gestärkte Motivation des Patienten, sein dysfunktionales Verhalten ... zu verändern, ... Ausgangspunkt einer Selbstverpflichtung, gewissermaßen eines Vertrages des Patienten mit sich selbst, bei dem der Therapeut lediglich als begleitende, Ich-Stützende Instanz fungiert«.

Diese Selbstverpflichtung beinhaltet an manchen Stationen nicht nur das Vorgehen im Krisenfall, sondern auch andere Vereinbarungen, z. B. das Führen eines »Therapietagebuches« oder das tägliche Ausfüllen einer »Spannungskurve«, um die Fähigkeit zur Emotionswahrnehmung und Impulskontrolle zu fördern.

8.2 Systemische Gruppentherapie bei der Borderline-Störung

Im Kontext stationärer Psychotherapie ist Gruppentherapie die wichtigste Behandlungssäule. Das stellt die dort beschäftigen systemischen Therapeut:innen vor die Aufgabe, einem systemischen Kooperationsverständnis entsprechend ein Gruppenangebot für Menschen zu erarbeiten, die ein hohes Maß an Empfindlichkeit in sozialen Beziehungen und eine Störung der Emotionsregulation aufweisen. Methodenspezifisch geht es um die Realisierung von Merkmalen wie Lösungs-, Ziel- und Ressourcenorientierung, störungsspezifisch sind möglicherweise psychoedukative Aspekte hinsichtlich Emotionsregulation und die regelmäßig vorkommenden interaktionellen Schwierigkeiten und Impulsdurchbrüche von Borderline-Patient:innen zu berücksichtigen.

In den letzten 20 Jahren hat sich eine Vielzahl an Konzepten systemischer Gruppentherapie entwickelt, für einen fundierten Überblick kann hier das jüngst erschienene *Handbuch der systemischen Gruppentherapie* (Unterholzer u. Gröger 2022) empfohlen werden. Auch für eine störungsspezifische systemische Gruppentherapie der Borderline-Störung gibt es erste Behandlungserfahrungen (Schindler, Dander u. Ahlenstorf 2011; Schindler u. Brandes 2019). Die Gruppe wird hier als »Beziehungsexperimentierfeld« verstanden, in dem Klient:innen ihre Interaktionsmuster entsprechend ihren eigenen Anliegen verändern können. »Sich mit der Wahrnehmung der anderen Teilnehmer auseinanderzusetzen verstört also die eigene

Wahrnehmung und regt Reflexions- und Veränderungsprozesse an« (Schindler, Dander u. Ahlenstorf 2011, S. 338). Ein wertschätzender Kontaktaufbau und Halt gebende Interventionen sollen ein kooperatives Arbeitsbündnis fördern, durch wohldosierten Einsatz von Humor und Ironie soll Leichtigkeit in die Gruppe gebracht werden. Die hier beschriebene systemisch-interaktionelle Gruppentherapie wird ambulant einmal wöchentlich durchgeführt und dauert jeweils 90 Minuten, bei Bedarf werden fallweise Einzelgespräche zusätzlich angeboten.

Irving Yalom (2010) definiert in seinem Klassiker *Theorie und Praxis der Gruppenpsychotherapie* Kriterien, die auch für systemische Therapeut:innen nützlich sind: Therapeut:innen bieten sich als Modell für den Beziehungsaufbau an, indem sie sich um Engagement, Offenheit und Gleichberechtigung bemühen. Neben der asymmetrischen Beziehung zwischen Klient:innen und Therapeut:innen werden vor allem die symmetrischen Beziehungen zwischen den Gruppenmitgliedern genützt, um den Teilnehmenden einen Interaktionserfahrungsraum zu eröffnen, Kosten und Nutzen der etablierten FDV-Muster zu reflektieren und Alternativen zu erproben. Systemische Gruppentherapie bietet dann nicht nur Austausch und Modifikation von Wirklichkeitskonstruktionen im Sinne unterschiedlichster Selbst- oder Fremdbeschreibungen, sondern auch konkrete Interaktionserfahrungen aus in Form etwa von Rückmeldungen folgender Art: »Dieses Verhalten von dir erlebe ich so ... Das löst bei mir ... aus. Vielleicht geht es deiner Frau genauso mit dir.«

Therapeut:innen versuchen sicherzustellen, dass diese Rückmeldungen nicht verletzend und abwertend, sondern entwicklungsfördernd sind. Wenn dies gelingt, ist Gruppentherapie gerade für Menschen mit Borderline-Störungen ein überaus wertvolles Behandlungsangebot, zumal viele Wirkfaktoren der Gruppentherapie im Rahmen einer Einzeltherapie gar nicht realisiert werden können, wie beispielsweise nachahmendes Verhalten (Lernen von funktionalen Bewältigungsmustern der anderen), interpersonales Lernen (Förderung der Fähigkeiten zur aktiven und konstruktiven Beziehungsgestaltung), das heilsame Erleben von Gruppenkohäsion (emotionale Sicherheit und Stärkung), die Erfahrung von Altruismus und der Universalität des Leidens (vgl. Yalom 2010). Darüber hinaus kann die Gruppentherapie mit psychoedukativen Elementen angereichert werden (z. B. Erklärung von strukturellen Kompetenzen, Techniken der Selbstberuhigung, Förderung sozialer Kompetenzen ...).

8.2.1 Lösungsorientierte Gruppentherapie auf einer Station für Patient:innen mit strukturellen Störungen

Da Patient:innen mit strukturellen Störungen zu Kränkbarkeit, Misstrauen, gleichzeitig aber zu impulsiven, häufig aggressiv getönten Äußerungen neigen, ist das Risiko von Kränkung, Zurückweisung oder Abwertung durch andere in der Gruppentherapie sehr hoch. Ein hoch strukturiertes Vorgehen, konkrete Arbeitsaufträge und aktives Therapeut:innenverhalten können dazu beitragen, ein vertrauensvolles, verlässliches und konstruktives Klima zu erzeugen. Diese Haltung wird zum Beispiel in der lösungsorientierten Gruppentherapie (vgl. Angermaier 2010; Wagner 2011) realisiert: Ziel- und Auftragsklärung, Erfragen von Ressourcen und Ausnahmen, Skalierung zur Unterschiedserzeugung, reflexive Fragen sind gut geeignet, auch bei Klient:innen mit strukturellen Defiziten eine konstruktive Kooperationsbeziehung zu befördern. Zirkuläre Fragen können im Kontext der Gruppentherapie ebenfalls gut genützt werden (z. B. »Woran würde Ihr Sitznachbar merken, dass Ihr Misstrauen schon auf 4 ist statt auf 7?«).

Im Folgenden soll auszugsweise beschrieben werden, wie ein solches Angebot im Rahmen einer systemisch-lösungsorientierten Gruppentherapie an einer Station für Patient:innen mit strukturellen Störungen realisiert werden kann. Es handelt sich um eine »Slow-open«-Gruppe, das heißt, dass immer wieder neue Gruppenmitglieder aufgenommen werden. Die geplante Dauer der stationären Therapie beträgt drei Monate, die Gruppengröße liegt zwischen sechs und acht Personen, sodass durchschnittlich alle zwei Wochen ein neues Mitglied aufgenommen wird. Die Gruppen sind hoch strukturiert, lange Arbeiten mit Einzelnen werden vermieden, stattdessen wird mit allen Gruppenmitgliedern in kurzen Sequenzen gearbeitet, sodass jede:r etwas von sich zeigt und jede:r gehört wird. Statt in der Problemerzählung zu verharren, werden alle Anwesenden wechselseitig angeregt, den Fokus auf Ressourcen zu legen, die für die Zielerreichung gebraucht werden.

Am Beginn einer gruppentherapeutischen Sitzung werden – so vorhanden – neue Gruppenmitglieder vorgestellt. Hier ist ein anleitendes Therapeut:innenverhalten hilfreich: »Wir haben einen neuen Patienten in unserer Gruppe, da ist es üblich, sich vorzustellen. Darf ich Sie bitten, kurz zu sagen, wer Sie sind, wie alt Sie sind, woher Sie kommen, wobei Sie sich Unterstützung wünschen und was ein Ziel des Aufenthaltes hier sein könnte?« Die Vorstellung der anderen Mitpatient:innen kann mit einer Ressourcenübung verbunden werden, z. B. indem sie aufgefordert werden, etwas über eine Ressource zu erzählen, über etwas, das für sie wichtig ist oder was sie gerne machen.

Um möglichst viel Sicherheit zu geben, werden die Gruppenregeln vorgestellt und die Patient:innen über den Ablauf der Gruppenpsychotherapie informiert: In einem ersten Schritt berichten Teilnehmer:innen von ihrer aktuellen Stimmung, das dient der Förderung einer inneren Beobachterposition, der Unterscheidung und Benennung von Gefühlen und Stimmungen. Anschließend formulieren alle in wenigen Sätzen, was sie momentan beschäftigt und eventuell als Thema mit der Gruppe besprochen werden könnte. Die Therapeut:in fragt dabei nach, um zu klären, was diesbezüglich das konkrete Anliegen ist. Dies soll eine zielgerichtete Behandlung des Themas erleichtern und Patient:innen auch dabei unterstützen, ihre Grenzen zu wahren, indem darauf geachtet wird, dass nicht vorschnell intime Erfahrungen preisgegeben werden. Grundsätzlich können Patient:innen alle Anliegen einbringen, es gibt keine Themenvorgaben wie bei psychoedukativen Gruppen. Allerdings werden Themen wie Selbstverletzungen oder Suizidgedanken in der Gruppentherapie nicht besprochen. Diesbezüglich werden Patient:innen an die Skillsgruppe oder an ihre Einzeltherapie verwiesen, da sonst eine schwer beherrschbare Dynamik droht. Ziel-

und Lösungsorientierung tragen allerdings dazu bei, dass es nicht nur um Einschränkungen der Selbstregulation und problematische Beziehungserfahrungen, sondern auch und vor allem um die Möglichkeit von deren Überwindung geht.

Die genannten Themen werden nun in mehreren Schritten bearbeitet. In einer ersten Runde werden die Teilnehmer:innen zumeist aufgefordert, ihre eigenen Erfahrungen mit dem Thema mitzuteilen. Mit einem Thema nicht allein zu sein, ernst genommen und gehört zu werden, erleichtert die Kontaktaufnahme und führt oft zu ersten positiven Erfahrungen im Umgang mit anderen. Gleichzeitig werden viele neue Erfahrungen im Austausch generiert: Wie nehme ich andere wahr, wie nehmen mich andere wahr, was zeige ich von mir, was nicht, wie geht es mir mit den anderen, wie gut gelingt es mir, unterschiedliche Meinungen gelten zu lassen, Bedürfnisse zu äußern und die der anderen auszuhalten?

In einer zweiten Runde werden die Patient:innen meist angewiesen, in einer Einzel- oder Kleingruppenarbeit bestimmte Übungen oder Fragestellungen zum ausgewählten Thema zu bearbeiten und sich Notizen zu den eigenen Überlegungen zu machen. Wenn es beispielsweise um das Thema »Ressourcen« geht, dann können u. a. folgende Fragestellungen für die Einzelarbeit angeboten werden: »Wie würden Sie Ressourcen definieren? Welche inneren und äußeren Ressourcen kennen Sie? Welche Ressourcen kennen Sie von früher und können Sie für sich vielleicht wieder entdecken?« Wenn es um das Thema »Beziehungen schützen« geht, können die Teilnehmenden gefragt werden, bei welchen Beziehungen es ihnen am ehesten gelingt, sich vor destruktiven Impulsen zu schützen, oder wo es ihnen schon einmal gelungen ist, trotz großer Kränkung oder Wut eine Beziehung nicht zu gefährden. Anschließend dient eine kurze Runde dem gemeinsamen Austausch. Patient:innen, die sich nicht spontan zu Wort melden, werden aktiv eingeladen, ihre Gedanken zu äußern. Die Gruppe bietet so die Möglichkeit, vom Denken der anderen zu profitieren. Durch Ideen oder Feedback der anderen können alternative Handlungsmöglichkeiten, Sichtweisen, Wahrnehmungen etc. entwickelt werden. Damit lassen sich sehr positive

Erfahrungen verbinden: »Nicht nur ich bin hilfreich für andere, sondern auch andere sind hilfreich für mich.«

Zum Abschluss jeder Gruppentherapiesitzung werden die Patient:innen aufgefordert zu berichten, was diese Woche gelungen ist und was das Ziel für die nächste Woche ist. Das Erleben von Veränderung und Fortschritten bei sich und anderen fördert die für den Behandlungsprozess nötige Zuversicht.

Natürlich darf nicht außer Acht gelassen werden, dass Gruppenprozesse mit Personen mit Borderline-Störung häufig von Spannungen und Konflikten überlagert werden. Nicht selten kommt es im Rahmen eines gruppentherapeutischen Prozesses zur Reinszenierung vergangener Beziehungserfahrungen, wodurch problematische FDV-Muster sichtbar werden. Bei eindeutigen Abwertungen und Beleidigungen muss die Therapeutin regulierend eingreifen, damit alle Gruppenteilnehmer:innen sicher sein können, im Rahmen der Therapie nicht verletzt zu werden. Bei den noch häufiger vorkommenden Auswirkungen der interaktionellen Hypersensitivität, das heißt bei heftigen aversiven Reaktionen auf minimale Auslöser, wie sie im alltäglichen Miteinander unweigerlich vorkommen, besteht die therapeutische Herausforderung darin, den Fokus auf diese Überempfindlichkeit zu richten und eine selbstreflexive Auseinandersetzung damit anzuregen: »Was genau haben Sie jetzt gehört von dem, was XY gesagt hat? Was ist bei Ihnen angekommen? Welches Gefühl wird dadurch ausgelöst? Wenn Sie diesem Gefühl folgen – wie wäre dann Ihre Reaktion? Was wird da in Ihnen aktiviert? Wie wirkt es sich aus? Ist dieses Gefühl ein guter Ratgeber? Was wäre eine andere Möglichkeit, diese Aussage von XY zu hören und zu verstehen? Wäre es für Sie in Ordnung, einmal in die Gruppe zu fragen, wie andere die Äußerung von XY verstanden und gehört haben?« Wenn auf diese Art die subjektive Bedeutungs- bzw. Wirklichkeitskonstruktion und das affektive Erleben reflektiert werden können, besteht die Möglichkeit einer korrigierenden interaktionellen Erfahrung.

Abschließend wollen wir eine alte chassidische Geschichte, die in Yaloms Lehrbuch (Yalom 2010, S. 36) zu finden ist, wiedergeben, weil sie für das Verständnis wirksamer Gruppentherapie erhellend ist. Sie handelt von einem Rabbi, der mit Gott ein Gespräch über Himmel und Hölle führt:

> »Ich will dir die Hölle zeigen«, sagte Gott und führte den Rabbi in ein Zimmer, in dem um einen großen runden Tisch eine Gruppe hungernder, verzweifelter Menschen saß. Mitten auf dem Tisch stand eine riesige Schüssel mit Eintopf, mehr als genug für alle. Das Gericht duftete köstlich, doch niemand aß. Jeder am Tisch hatte einen sehr langstieligen Löffel in der Hand – lang genug, um den Topf zu erreichen und sich einen Löffel vom Gericht zu nehmen, aber zu lang, um die Speise zum Mund zu führen. Der Rabbi sah, dass die Versammelten schrecklich litten, und neigte voll Mitleid sein Haupt.
> »Nun zeige ich dir den Himmel«, sagte Gott und sie betraten ein anderes Zimmer, genau wie das erste – der gleiche große Tisch, die gleiche riesige Schüssel mit Eintopf, die gleichen langstieligen Löffel. Doch hier waren die Anwesenden fröhlich und wohlgenährt. Der Rabbi begriff nicht und schaute Gott fragend an. »Es ist einfach«, sagte Gott, »aber man braucht dazu eine gewisse Fähigkeit. Die Menschen hier haben gelernt, einander zu füttern.«

Wenn lösungsorientierte Gruppentherapie »funktioniert«, haben die Teilnehmenden gelernt, »einander zu füttern«.

9 Paar- und Familientherapie

Da die Borderline-Störung im Wesentlichen durch die Emotionsregulationsstörung, intensive Spannungszustände und interaktionelle Hypersensitivität gekennzeichnet ist, verwundert es wenig, dass nahe Beziehungen massiv belastet sind. Um das Thema Paar- und Familientherapie störungsspezifisch abzudecken, sollen Eltern-Kind-Beziehungen und Paarbeziehungen in diesem Kapitel getrennt behandelt werden.

Eine für den Therapieprozess wichtige Unterscheidung bezieht sich darauf, ob die Borderline-Störung bereits bekannt oder erst im Rahmen der Mehrpersonen-Therapie offensichtlich wird. Unserer Erfahrung nach sind Paar- und Familientherapien besonders schwierig, wenn ein Familienmitglied eine Borderline-Störung aufweist, diese aber noch nicht diagnostiziert und von den Betroffenen als Problem anerkannt wurde. Therapeut:innen können zwar versuchen, ein Verständnis für den Zusammenhang zwischen den interaktionellen Schwierigkeiten und den problematischen FDV-Programmen der Betroffenen herzustellen sowie die »Störung« zu konsensualisieren, verlieren damit aber ihre soziale Neutralität, da sie die Beziehungsprobleme im Wesentlichen einem Beteiligten zuschreiben. Bei allem Bemühen um nicht moralisierende und wertschätzende Formulierungen ist die Wahrscheinlichkeit hoch, dass sich das betroffene Familienmitglied als »Sündenbock« erlebt. Auch die Veränderungsneutralität ist dann schwer aufrechtzuerhalten: Das Anerkennen bzw. die Überwindung der dysfunktionalen FDV-Programme wird nun fast zwingend zum therapeutischen Ziel (vgl. Wagner, Henz u. Kilian 2016, S. 213). Das Mehrpersonen-Setting ist daher wenig geeignet, die Idee der »Borderline-Störung« einzuführen, da dies, anders als in der Einzeltherapie, immer den Beigeschmack eines Schuldspruches und einer öffentlichen Verurteilung hat. In vielen Fällen ist es folglich sinnvoll, das Mehrpersonen-Setting zumindest vorübergehend aufzulösen und die Betroffenen einzuladen, bestimmte Erlebnismuster in Einzelgesprächen zu reflektieren.

Wenn diesem Vorschlag von den Klient:innen nicht gefolgt wird, kann versucht werden, die gegebene Situation aufzugreifen und in die Zukunft zu extrapolieren: »Angenommen, es bleibt so: Sie, Frau S., werden weiterhin Wutausbrüche bekommen, sich ab und zu selbst verletzen und sich überhaupt sehr herausfordernd Ihrem Mann gegenüber verhalten. Und Sie, Herr S., werden die Kränkungen Ihrer Frau weiterhin nicht verstehen und Ihr nicht ausreichend das Gefühl geben können, geliebt und verstanden zu werden. Wie geht es dann weiter? Was müssten Sie beide oder was müsste jeder Einzelne von Ihnen lernen oder anders machen, damit Sie Ihre Beziehung nicht so leidvoll erleben?« Wesentlich hierbei ist, von der Annahme auszugehen, dass die »Störung« sich auch durch die beste Paar- bzw. Familientherapie nicht auflösen wird, aber vielleicht ein konstruktiverer Umgang damit gefunden werden kann (vgl. Wagner, Henz u. Kilian 2016, S. 214).

Anders gelagert ist der Fall, wenn die Diagnose einer »Borderline-Störung« bereits vorliegt und grundsätzlich akzeptiert wird. Dann kann Familien- bzw. Paartherapie dazu beitragen, Verständnis für die problematischen FDV-Muster der Betroffenen zu schaffen und neue Ideen im Umgang mit diesen zu kreieren.

9.1 Familientherapie und Angehörigenarbeit

Das häufigste Mehrpersonen-Setting bei schweren selbstverletzenden Borderline-Patient:innen ist die Familientherapie bzw. die Angehörigenberatung. Ähnlich wie bei der Schizophrenie gehen schwere Borderline-Störungen mit einem so hohen Ausmaß an Funktionsbeeinträchtigung einher, dass die Betroffenen selten stabile Partnerschaften eingehen können. Die hohe Instabilität führt oft dazu, dass auch keine Berufsausbildung abgeschlossen werden kann und damit die Eltern die engsten oder einzigen Bezugspersonen bleiben – obwohl auch diese Beziehungen meist sehr belastet sind. Wenn Eltern als unterstützende Bezugspersonen dennoch zur Verfügung stehen, was vor allem bei jugendlichen Borderline-Betroffenen häufig der Fall ist, sollte zunächst ein psychoedukativer Ansatz, wie er im GPM-Modell vorgestellt wird, gewählt werden.

Die Borderline-Störung wird hier als multifaktoriell bedingte Problematik verstanden: Die interpersonelle Hypersensitivität hat schicksalhaft Eingang in das Familiensystem gefunden und dann über Jahre zu Kreisläufen von für alle Beteiligten belastenden und bedauerlichen Erlebnissen und anhaltenden Konflikten geführt, die wiederum die ursprüngliche Problematik aufrechterhalten bzw. diese verstärkt haben. Diese Art der Erklärung soll dazu beitragen, Vorwürfe und Schuldzuschreibungen, aber auch Schuldgefühle zu reduzieren und Klient:innen und ihre Familien zu einem konstruktiven und kooperativen Umgang mit dem Problem zu motivieren, das nicht primär im »schlechten Charakter« oder dem grundsätzlichen Veränderungsunwillen der Klient:innen, aber auch nicht hauptsächlich in Verfehlungen und Versäumnissen aufseiten der Angehörigen begründet ist.

Die (auch empirisch gut gestützte) Betrachtungsweise, dass Eltern ihrerseits belastet waren und aufgrund von Überforderung immer wieder suboptimal bis dysfunktional-problematisch auf ein konstitutionell besonders unterstützungsbedürftiges Kind reagiert haben, soll den Klient:innen einerseits helfen, eine versöhnlichere Sicht früher erlebter Erfahrungen von Kränkungen und fehlendem Verständnis zu entwickeln, und ihnen andererseits die Möglichkeit geben, auch ihren eigenen Anteil an problematischen Interaktionen der Vergangenheit zu reflektieren, ohne sich selbst entwertet zu fühlen.

Während diese psychoedukative Angehörigenarbeit einen hohen Stellenwert hat, muss vor großen familientherapeutischen Settings eher gewarnt werden, da es hier sehr leicht zu heftigen Konflikten und therapeutisch nicht beherrschbaren Aggressionsäußerungen kommen kann. Solche Settings sind erst dann sinnvoll, wenn alle beteiligten Personen zu einer konstruktiven Kommunikation bereit und fähig sind, den Kontext der Familientherapie nicht als Bühne für ihre Anklagen und Beschuldigungen zu nützen. Familientherapie im engeren Sinne beinhaltet die Bereitschaft und die Fähigkeit, einander zuzuhören und Sichtweisen der anderen gelten zu lassen. Dazu sind viele Personen mit schweren strukturellen Defiziten zunächst nicht in der Lage. Manchmal reichen wenige Worte eines Angehörigen, um bei den Betroffenen heftigste Emotionen auszulösen. Es entwickelt sich eine innere Dramatik, die im Außen bekämpft wird. Das ist zwar von diagnostischem Interesse, aber therapeutisch nicht nützlich.

Eine besonders anspruchsvolle Behandlungskonstellation ergibt sich, wenn ein Elternteil eine diagnostizierte Borderline-Störung hat und sich über Interaktions- und Bindungsschwierigkeiten dann auch beim Kind psychische Symptome entwickeln. Eltern mit einer Borderline-Störung können die emotionale Entwicklung ihrer Kinder im Allgemeinen nicht optimal unterstützen. Sie verhalten sich ihnen gegenüber oft emotional unberechenbar und schwanken zwischen innig zugewandt, desinteressiert bis feindselig. Insofern sind Verhaltensauffälligkeiten bei diesen regelhaft zu erwarten. Wenn es bei den Kindern dann zu Impulsdurchbrüchen kommt, können wiederum bei den elterlichen Bezugspersonen traumatische Beziehungserfahrungen aktualisiert werden, wodurch ein Teufelskreis aus elterlicher Hilflosigkeit und kindlichen Schwierigkeiten entsteht. Um diesen zu durchbrechen, ist eine familienpsychiatrische/therapeutische Unterstützung, wie sie z. B. im Familientherapeutischen Zentrum (FaTZ) Neckargemünd angeboten wird, hilfreich. In dieser Eltern-Kind-Tagesklinik werden akutpsychiatrisch belastete Familien in Einzel-, Gruppen-, Eltern-Kind- und Multifamilien-Settings mit einem bindungsorientierten und mentalisierungsfördernden Konzept behandelt (Oelkers-Ax u. Wild 2019, S. 291). Fallkonzeption, Therapiesteuerung und Teamorganisation sind systemisch geprägt: Regelmäßig wird die Entwicklung der Familien in »Reflecting Teams« besprochen, was die »Beziehung auf Augenhöhe« stärkt, indem wechselseitiges Feedback zwischen Patienten(-system) und therapeutischem Team ermöglicht wird. Ressourcen- und Auftragsorientierung, aber auch das »Verhandeln« von Diagnosen machen den Bezug zur systemischen Therapie deutlich. Die Diagnosen werden als Konstrukte oder »Landkarten« für die Beschreibung von Symptomkonstellationen benannt und mit den Betroffenen bezüglich ihrer Auswirkungen (familiär, sozial, finanziell, ...) diskutiert:

> »Dabei wird im Gespräch mit den Patienten nach Möglichkeit diejenige der möglichen Diagnose-›Landkarten‹ gewählt, die nicht nur ›passend‹ ist, sondern auch nützlich in dem Sinn, dass sie mehr Handlungsoptionen generiert oder neue Lösungswege aufzeigt« (Oelkers-Ax u. Wild 2019, S. 292).

Damit wird deutlich, dass - wie im SYMPA-Projekt (vgl. Abschnitt 8.1) - systemische Ansätze in der Psychiatrie über das Angebot familientherapeutischer Settings weit hinausgehen und einen spezifischen Umgang mit Expert:innenwissen erfordern. Eine erkenntnis- und diagnosekritische Haltung, die Bereitschaft, Diagnosen und Behandlungsaufträge zu verhandeln, das Zulassen unterschiedlicher, auch behandlungsskeptischer Sichtweisen wird dort sogar mit neuen, heilsamen Beziehungserfahrungen in Zusammenhang gebracht. Eine Engführung eines systemischen Behandlungsverständnisses ist hingegen nicht vorgesehen: Im FaTZ wird bindungsorientierte Psychotherapie mit Videointeraktionstherapie und Schematherapie kombiniert und dürfte so ein Best-Practice-Beispiel für ein systemisch-integratives Behandlungsmodell im Kontext der Borderline-Störung darstellen.

9.2 Paartherapie bei Vorliegen einer Borderline-Störung

Neben den schweren, chronisch suizidalen und selbstverletzenden Borderline-Patient:innen gibt es auch solche auf höherem Funktionsniveau: Personen, die entweder ihr selbstverletzendes und impulsives Verhalten schon überwunden haben oder bei denen die (auto)destruktiven Tendenzen nie so stark ausgeprägt waren. Viele dieser Betroffenen können oberflächliche Beziehungen und Freundschaften eingehen und einem Beruf nachgehen, ohne dabei durch extreme Stimmungsschwankungen oder Impulsdurchbrüche beeinträchtigt zu werden. Den wenigsten von ihnen gelingt das aber in nahen erotischen Beziehungen und Partnerschaften, weil hier oft überbordende Bedürfnisse nach ständiger Nähe und Zuwendung und eine extrem hohe Empfindlichkeit für Kränkung oder Zurückweisung zwangsläufig zu Frustrationen führen. Fast unvermeidliche Rückzugstendenzen der Partner:innen dienen dann als Auslöser für heftige Emotionen und/oder Impulsdurchbrüche. Die Neigung zu Grenzüberschreitungen begünstigt wiederum, dass sich Betroffene in Beziehungen zu ebenfalls grenzüberschreitenden Personen begeben, was zu weiteren Eskalationen bis hin zu massiven Gewalterfahrungen führen kann.

Was schon im Hinblick auf die Familientherapie ausgeführt wurde, gilt natürlich auch für die Paartherapie: Sie ist nur dann sinnvoll, wenn alle beteiligten Personen zu einer konstruktiven Kommunikation bereit und fähig sind und diese die Paartherapie nicht als Bühne für ihre Anklagen und Beschuldigungen nützen. Das zentrale Problem in der Paartherapie bei Vorliegen einer Borderline-Störung sind die unkontrollierbaren Affekte – diese können auch das paartherapeutische Setting sprengen, wenn es den Therapeut:innen nicht gelingt, eskalierende Interaktionssequenzen zu unterbrechen. Wer paartherapeutisch mit Borderline-Klient:innen arbeiten will, muss Eskalationsspiralen frühzeitig erkennen und entschlossen unterbrechen können. Dafür ist aufseiten der Therapeutin eine hohe Affekttoleranz nötig, heftige Affekte müssen »contained« werden können und in einer Form versprachlicht werden, die dem Betroffenen das Gefühl gibt, verstanden worden zu sein, und die gleichzeitig eine Verständnishilfe für den Partner oder die Partnerin darstellt.

Aus meiner Erfahrung gelingt das leichter, wenn in Einzelgesprächen schon ein gemeinsames Verständnis der Affektüberflutungen und eine konsensualisierte Benennung stattgefunden hat. Dazu ein Beispiel:

JULIA MÜLLER, eine 29-jährige Borderline-Patientin mit hohem sozialen Funktionsniveau, abgeschlossenem Studium und qualifizierter Berufstätigkeit, kommt wegen einer Reihe chaotischer Beziehungen zur ambulanten Psychotherapie. Früher gab es vereinzelt Selbstverletzungen, einen problematischen Alkoholkonsum und eine schwere Bulimie. All das hat sie hinter sich gelassen, vereinzelte Ess-Brech-Anfälle treten nur mehr in Phasen hoher beruflicher Belastung auf, Alkoholexzesse gibt es lediglich noch im Rahmen heftiger Beziehungskrisen. Biografisch gab es eine alkoholkranke Mutter und einen abwesenden Vater. Als Einzelkind versuchte Frau Müller ihre immer unzufriedene, fordernde und cholerische Mutter durch besondere Hilfsbereitschaft und maximale Unterordnung friedlich zu stimmen. Diese Zurückhaltung prägt auch ihre Beziehungen am Arbeitsplatz und im Bekanntenkreis. Sie kann da einigermaßen stabile – wenn auch nicht allzu intensive – Beziehungen bewahren. Ihre erotischen Beziehungen verliefen hingegen immer ziemlich dramatisch, selbst wenn sie eher »unverbindlich« angelegt waren.

Die Frequenz der Psychotherapiegespräche wurde reduziert, als sie erstmals einen Partner fand, der sich auf eine »fixe Beziehung« mit ihr einlassen wollte. Frau Müller hatte damals den Eindruck, »am Ziel« zu sein: Die Symptome waren völlig in den Hintergrund getreten, die Stimmung war euphorisch angehoben. Hauptsächlich aus Wertschätzung mir (E. W.) gegenüber (»Sie haben mir so geholfen, ich will Sie jetzt auch an meinem Glück teilhaben lassen«), zu einem kleineren Teil aber auch aus Vorsicht (»Wer weiß, vielleicht kommt es ja zu Enttäuschungen, und da brauch ich Sie dann wieder dringend«) setzte sie die Behandlung einmal monatlich fort. Nach vier Monaten kam es zu ersten Krisen: Durch die Kündigung eines Kollegen musste ihr Partner, nennen wir ihn ANDREAS, plötzlich mehr arbeiten und konnte immer wieder vereinbarte Treffen und Aktivitäten nicht einhalten. Auf diese »Unverlässlichkeit« regierte Frau Müller gekränkt und mit wenig Verständnis (»Wenn ich ihm wirklich wichtig wäre, würde er eine andere Lösung finden«). Sie konnte aber ihre negativen Gefühle noch einigermaßen verlässlich regulieren. Als dann in der Firma des Partners eine neue Kollegin eingestellt wurde, die er einschulen musste, und er damit seine Überstunden mit einer jungen, attraktiven Frau verbrachte, kam es zu eifersüchtigen Kontrollanrufen, offen und verdeckt geäußertem Misstrauen und heftigen Vorwürfen. Andreas verstand die Welt nicht mehr (– was war aus der bis vor Kurzem großzügigen und liebevollen Partnerin geworden? –), verstummte und zog sich zunehmend aus der Beziehung zurück.

In der Einzeltherapie entdeckten wir Parallelen zwischen ihrer wütend-fordernden Vorwürflichkeit und dem Verhalten ihrer Mutter. Traumatherapeutisch würde man vielleicht von einem »Täter-Introjekt« sprechen, psychodynamisch von einer »Objekt-Umkehr«. Als ich die Klientin auf diese Ähnlichkeiten aufmerksam machte, war sie ehrlich erschrocken und gerne bereit, sich mit mir darüber Gedanken zu machen, wie wir die wütende Mutter wieder aus ihrer Beziehung ausladen könnten. Um einen konstruktiven Umgang mit den aggressiv-kontrollierenden Impulsen zu befördern, bot ich ihr folgenden Verstehenszusammenhang an: »Als Kind waren Sie einer Mutter ausgeliefert, die Sie mit ihren Besitzansprüchen, ihrer Dominanz und ihren Vorwürfen massiv gequält hat. Damals waren Sie klein und konnten sich nicht wehren. Sie haben sich untergeordnet, ihre Bedürfnisse hintangestellt und alles versucht, um Ihre Mutter milde zu stimmen. Damals gab es nur ein ängstliches, verletztes Kind. Das wütende Kind hatte keinen Platz. In dieser Zeit hat sich eine extreme Empfindlichkeit in Bezug auf das Gefühl des Vernachlässigt-Werdens entwickelt. Bei Ihrem Partner reagieren Sie nun bei kleinsten Anlässen mit großer Heftigkeit. Das führt zu Verhaltensweisen, wie Sie sie von Ihrer Mutter kennen.« Diese Sichtweise stellt ein gleichermaßen biografisch sinnstiftendes wie auch veränderungsanregendes Narrativ dar: Die Klientin wird dabei unterstützt, ihr Problemverhalten als etwas biografisch Erklärbares wie auch Veränderbares zu verstehen. Dadurch konnten wir Distanzierungs- und Emotionsregulationstechniken einsetzen, um die »wütende Mutter« in ihr unter Kontrolle zu bringen. Gleichzeitig erschien es sinnvoll, an dieser Stelle den Partner miteinzubeziehen, um auch ihm eine Verständnishilfe anzubieten.

In diesem Fall war es nicht nötig, im Paargespräch über die Diagnose und das Störungsbild der Borderline-Störung im Detail aufzuklären, was Frau Müller auch definitiv nicht wünschte – sie wollte in dieser Beziehung nicht »für alle Zeit als persönlichkeitsgestört« gelten. Das Konzept der »interpersonellen Hypersensitivität«, der besonderen Empfindlichkeit und Überreaktion auf alle Erfahrungen von Vernachlässigung und Lieblosigkeit reichte aus, um bei Andreas ein Verständnis der emotionalen Prozesse seiner Freundin zu erzielen und ihn in die Überlegungen zur wirksamen Unterbrechung destruktiver Dynamiken miteinzubeziehen. In den folgenden Paarsitzungen, die alternierend zu den Einzelsitzungen mit Frau Müller durchgeführt wurden, wurde auch der biografische Hintergrund seiner Reaktionsmuster reflektiert. Der stumme Rückzug wurde als früh gelerntes, in der aktuellen Beziehung aber problemaufrechterhaltendes Verhalten erkannt.

In der Paartherapie wurde so das gegenseitige Verständnis vertieft und eine Sensibilität für destruktive interaktionelle Muster geschaffen. Beide zeigten große Entschlossenheit, die Beziehung nicht durch »alte Muster« zu gefährden, und waren daran interessiert, sich anbahnende Konflikte wirksam zu unterbrechen. Gemeinsam entwickelten wir folgendes Ritual: Es wurden drei Fotos in Bilderrahmen gut sichtbar in der Wohnung platziert. Eines zeigte die Mutter von Frau Müller, eines Andreas als 8-jährigen Buben mit gleichgültig-verschlossener Miene und eines die beiden als verliebtes Paar. In Konfliktsituationen, in denen sich das kindlich-trotzige Rückzugsverhalten von Andreas oder das aggressiv-vorwürfliche Verhalten der Klientin zeigte, wurden die drei Fotos auf den Tisch gestellt und dann das Bild der Mutter resp. des 8-jährigen Andreas umgedreht, als Symbol dafür, dass die damit assoziierten Persönlichkeitsanteile jetzt verabschiedet würden. Beide hatten dann die Aufgabe, sorgsam in sich hineinzuhorchen, ob das im Moment auch wirklich gelänge.

Wenn sich beide dazu in der Lage fühlten, begannen sie das Gespräch in ritualisierter Form: Julia sagte: »Du bist nicht meine Mutter und ich bin nicht meine Mutter«, und Andreas sagte: »Und ich bin nicht mehr 8 Jahre alt und kann daher über meine Gefühle und Bedürfnisse sprechen.«

Ich ermutigte die beiden ausdrücklich darin, das Gespräch abzubrechen bzw. zu verschieben, wenn sie sich nicht verlässlich in der Lage fühlten, einander zugewandt und mit dem aufrichtigen Bemühen, einander zu verstehen, zuzuhören. Dafür führte ich die Metapher vom »Giftmüll aus früheren Beziehungen« ein, den man nicht auf dem Baugrund der aktuellen Beziehung ausleeren sollte. Auf diese Weise konnte sichergestellt werden, dass ein Gesprächsabbruch durch Andreas bei der Klientin nicht als Desinteresse oder Strafe, sondern als Verantwortungsübernahme für die Schadensbegrenzung verstanden wurde.

In den darauffolgenden Sitzungen, die fast nur mehr im Paarsetting stattfanden, gelang es den beiden immer besser, problematische interaktionelle Sequenzen frühzeitig einzugrenzen und damit heftige Konflikte zu verhindern. In den wenigen einzeltherapeutischen Sitzungen – zwei davon auch mit Andreas – wurden die erworbenen Emotionskontrollmechanismen verfeinert und gewürdigt und das Verständnis für den biografischen Zusammenhang vertieft.

Der »Startvorteil« in dieser Paartherapie bestand in der guten therapeutischen Beziehung, die sich schon im Rahmen der Einzeltherapie zur Klientin entwickelt hatte, wodurch schnell eine »Arbeitshaltung« in Bezug auf die partnerschaftlichen Konflikte erreicht werden konnte. Aber auch wenn die Therapie im Paarsetting beginnt, ist es häufig möglich, ein nicht stigmatisierendes Verständnis der interpersonellen Hypersensitivität herzustellen. Sehr oft lassen sich dann die betroffenen Personen zu Einzelgesprächen motivieren, wenn man diese mit der Absicht erklärt, den biografischen Zusammenhang besser verstehen zu wollen. Für die Auswirkungen früher Beziehungserfahrungen braucht es nicht zwingend komplizierte psychodynamische oder entwicklungspsychologische Konzepte: Dass sich die in der Kindheit erlebten Beziehungsschemata in emotional belastenden Situationen aktualisieren, ist eine Einsicht, die viele Menschen schon in die Therapie mitbringen und die bei den meisten anderen leicht herzustellen ist. Wer als Kind gedemütigt, missachtet oder verletzt wurde, kann diesbezüglich eine hohe Empfindlichkeit entwickeln und heftig auf kleinste Anlässe reagieren (hier biete ich das Bild des »inneren Verstärkers« oder Radikalisierers an) – oder aber sich in dieses Muster fügen und das auch in Erwachsenenbeziehungen still erleiden. Übergriffe und Ungerechtigkeiten werden dann im Modus des »ängstlichen Kindes« erlebt, das sich nicht zur Wehr setzt. Betroffene können aber auch in späteren Beziehungen die entgegengesetzte Rolle einnehmen und »überkompensieren«, indem sie nun den Partner bzw. die Partnerin kritisieren, abwerten oder zurückweisen.

Auch wenn in einer synergetischen Sichtweise biografische Entwicklung nicht linear-kausal zu erklären ist und die Auswirkungen von bestimmten Beziehungserfahrungen nicht vorhersagbar sind, kann doch das Verständnis aktueller psychischer Prozesse durch die Herstellung eines Bezugs zu früheren Erfahrungen vertieft und damit die Einflussnahme oder Überwindung gefördert werden. Wichtig ist dabei, dass die Perspektive des »Erlittenen« nicht monopolisiert wird. Die aus meiner Sicht häufig priorisierte Zuwendung zum »verletzten inneren Kind« ohne Berücksichtigung des in aktuellen Interaktionen viel präsenteren »wütenden Kindes« ist vor allem im Kontext von Borderline-Störungen fragwürdig. Ob ich aggressiven Verhaltensweisen eher einem »wütenden Kindanteil« oder im Sinne eines »Täter-Introjektes« einer »inneren Mutter« wie im Beispiel oben zuschreibe, ist weniger eine Frage der ätiologischen Konzeptualisierung als der therapeutischen Absicht. Wenn ich die De-Identifikation fördern will, ist es nützlicher, diesen »Anteil« der Mutter zuzuschreiben: »In diesen Momenten treten Sie in die Fußstapfen Ihrer Mutter.« Wenn ich hingegen bei massiver Selbstabwertung aufgrund des aggressiven Verhaltens eine verständnisvolle Position stärken will, würde ich eher fragen: »Was braucht denn das wütende Kind in Ihnen, um sich zu beruhigen?«

Wie auch in der Einzeltherapie verhalten sich Therapeut:innen in Bezug auf die sich immer wieder aktualisierenden dysfunktionalen Beziehungsmuster nicht verurteilend, sondern verständnisvoll, suchen nach Formulierungen, die das wechselseitige Verständnis vertiefen, und helfen bei der Unterbrechung oder Abwendung von Eskalationen. Der Ressourcenperspektive kommt auch in der Paartherapie eine besondere Bedeutung zu: »Welche Aspekte schätzen Sie an der Beziehung bzw. am Partner, der Partnerin? Was funktioniert gut? Was soll sich an der Partnerschaft nicht ändern? Wann gelingt die Durchbrechung problematischer Muster? Wer hat was dazu beigetragen?« (Hier können übrigens auch Beobachtungsaufgaben nützlich sein.) »Wann gelingen harmonische Nähe und ungestörte Intimität? Wie gelingt Versöhnung?«

Häufig sind konkrete Ratschläge hilfreich wie z. B.: »Ziehen Sie, wenn Ihr Partner etwas sagt oder tut, das Ihnen nicht gefällt, auch die Möglichkeit in Betracht, dass keine böse Absicht dahintersteckt.« Oder: »Erzählen Sie Ihrem Partner davon, wenn Sie Angst haben oder innerlich sehr angespannt sind, damit er sich auskennt. Vielleicht können Sie ihn sogar fragen, ob er Sie trösten, aufheitern oder ablenken kann.« Der Vorteil des Paarsettings besteht darin, dass diese Ratschläge vorher mit der Partner:in auf ihre Passung überprüft werden können. Im Idealfall kann sogar ein bestimmtes Wording vereinbart werden, das an diese Vereinbarungen erinnert. Wenn dabei auch die Möglichkeit einer Überforderung der Partner:in berücksichtigt wird und gemeinsam nach Formulierungen gesucht wird, wie gegebenenfalls eine Bitte um Unterstützung einmal unerfüllt bleiben kann, werden die Grenzen der Partner:in ebenfalls respektiert, sodass sie sich nicht zur therapeutischen Hilfsperson degradiert fühlt.

Abschließend soll noch ein Aspekt erwähnt werden, der in Paartherapien im Kontext psychischer Störungen aus unserer Sicht von besonderer Bedeutung ist, nämlich die Settingvarianz, also der Wechsel von Einzel- und Paarsitzungen innerhalb einer Therapie, also ausschließlich bei einer Therapeutin. In der systemischen Fachliteratur zur Paartherapie wird diese Vorgangsweise selten empfohlen. Meist wird bei ausgeprägteren psychopathologischen Symptomen oder hoher biografischer bzw. aktueller Belastung Einzeltherapie zusätzlich oder anstatt der Paartherapie empfohlen. Während sich in der systemischen Kinder- und Jugendlichentherapie die Settingvarianz zunehmend als Qualitätsmerkmal von »guter systemischer Praxis« durchsetzt, weil das Setting und seine Gestaltung als lang wirkende Intervention gesehen und genützt werden sollen (vgl. Schmitt u. Weckenmann 2009, S. 86), werden in der paartherapeutischen Fachliteratur störungsspezifische Aspekte eher in die Einzeltherapie bei einer anderen Therapeutin »ausgelagert«. Entgegen dieser verbreiteten Empfehlung, Einzel- und Paartherapie getrennt voneinander bei verschiedenen Therapeut:innen durchzuführen, fordert Hess (2006, S. 12) in seinem *Lehrbuch für die systemische Arbeit mit Paaren,* systemische Therapeut:innen »so weit zu professionalisieren und zu ermutigen, dass sie miteinander verknüpfte Prozesse in die eigenen Hände nehmen können. Dadurch werden Leerläufe, heimliche Konkurrenzierungen und Komplikationen verhindert, die sonst höchstens in aufwendigen Helferkonferenzen in Grenzen gehalten werden können«.

10 Der systemische Beitrag im schulenübergreifenden Diskurs

Auch wenn in diesem Buch viel von notwendigen Modifikationen des systemischen Vorgehens die Rede war, halten wir die typisch systemische Haltung und die klassischen systemischen Gesprächstechniken dennoch für sehr nützlich in der Behandlung von Menschen mit Borderline-Störungen. Es geht daher nicht darum, das störungsspezifische Vorgehen von DBT, MBT oder Schematherapie zu übernehmen und damit bewährte Vorgehensweisen zu ersetzen, sondern darum, für die systemische Therapie adäquate störungsspezifische Erweiterungen vorzunehmen, ebenso wie sie für die Verhaltenstherapie oder die Psychoanalyse nötig waren.

Die Konzeptualisierung und Fokussierung struktureller Beeinträchtigungen schließt Ziel-, Auftrags- und Ressourcenorientierung nicht aus – im Gegenteil: Sobald das strukturelle Defizit, das dysfunktionale FDV-Programm sichtbar und ein diesbezüglicher Therapieauftrag konsensualisiert wurde, ist die Ziel- und Auftragsorientierung hilfreich und notwendig, um eine produktive therapeutische Kooperation zu befördern. Unterschiedserzeugende Fragen, ressourcenorientiertes Arbeiten und viele andere systemische Interventionen sind von hoher Nützlichkeit. In den folgenden Abschnitten wird daher eine Übersicht über typische Einsatzmöglichkeiten des gängigen systemischen Interventionsrepertoires in der Behandlung von Menschen mit Borderline-Störung gegeben. Dieses Kapitel mag für systemisch ausgebildete Therapeut:innen nicht viel Neues bieten, dafür aber vielleicht insbesondere für Vertreter:innen anderer Therapiemethoden erhellend sein. Ausführlicher wird das systemische Interventionsrepertoire bei psychischen Störungen in Wagner (2020) vorgestellt.

10.1 Lösungsorientierung

»Lösungsorientiert arbeiten« ist eine typisch systemische Grundhaltung, die auch bei der Behandlung von Menschen mit einer

Borderline-Störung ihre Berechtigung hat. Lösungsorientierung heißt nicht, dass Defizite geleugnet oder ignoriert werden, sondern beschreibt eine veränderungsoptimistische Haltung und die Überzeugung, dass die Ausrichtung der Aufmerksamkeit auf das »gewünschte andere« die angestrebten Veränderungsschritte erleichtert. »Aus lösungsbezogener Perspektive ist nicht die Frage, ob es Probleme und Defizite ›gibt‹ oder ›nicht gibt‹, sondern welche Optionen sich den Betroffenen eröffnen, wenn man sich intensiv damit befasst« (v. Schlippe u. Schweitzer 2012, S. 210). Für die Behandlung von Menschen mit strukturellen Defiziten heißt dies, dass zuerst die Konsensualisierung der Störung (evtl. mithilfe der »Sammellinse«) erfolgen muss, dass aber dann die Aufmerksamkeit auf die »strukturellen Fähigkeiten«, also das »gewünschte andere« gerichtet werden sollte. »Was müsste Ihnen in dieser Situation gelingen? Wie sollten Sie stattdessen mit so einer Enttäuschung umgehen? Woran würde man merken, dass Sie Ihre Impulse besser kontrollieren können? Was wäre dann in Ihrem Leben anders?« Auch die Wunderfrage kann in diesem Zusammenhang zum Einsatz kommen.

Sonja (20 Jahre, selbstverletzendes Verhalten, unkontrollierbare Wutausbrüche, schnell wechselnde intensive Beziehungen) ist seit drei Wochen in Therapie. Ihre problematischen FDV-Programme hat die Patientin als »Vernichtungsmuster« bezeichnet, diesen fühlt sie sich völlig ausgeliefert, schreibt sich selbst wenig Einfluss darauf zu. Stattdessen schildert sie detailreich und aufgeregt immer die aktuellsten Konflikte mit nachfolgenden Aggressionsdurchbrüchen. Als ich (K. H.-K.) ihr meine Absicht näherbringe, mit ihr über das »gewünschte andere«, über wünschenswerte Entwicklungen oder Lösungen zu sprechen, reagiert sie zuerst ablehnend. »Wie soll ich denn an Lösungen denken, wenn alles scheiße ist? Ich kann das gar nicht mehr.« Ich validiere die hoffnungslose Stimme in ihr: »Ja, es fühlt sich für Sie unglaublich belastend an, aber ich denke trotzdem, jetzt, wo wir das Vernichtungsmuster identifiziert haben, wäre es an der Zeit, einmal nachzudenken, wie das wäre, wenn das Vernichtungsmuster keine Macht mehr über Sie hätte. Ich würde Ihnen da gerne eine ungewöhnliche Frage stellen.« Nachdem die Patientin mir halbherzig ihr Einverständnis gegeben hat (»Na ja, Sie lassen ja doch nicht locker«), sage ich: »Stellen Sie sich vor, Sie kommen heute nach Hause

– und nachdem Sie Ihre Wohnungstür geschlossen haben, merken Sie, dass etwas anders ist: Der Vernichtungsmodus ist weg, ohne Verabschiedung ausgezogen, ... einfach weg, ... woran würden Sie das merken?« »Mhm, ich weiß nicht, vielleicht wäre es dann leichter.« Ich frage weiter: »Wie könnte denn dieses ›leichter‹ aussehen?« »Na ja, ich hätte wahrscheinlich weniger Angst und Wut und überhaupt wäre ich ruhiger. Die Narben würden verheilen und die Probleme mit den Männern wären nicht da, also weniger Ärger und mehr Zeit für mich.« Auf die Frage: »Was wäre denn dann, wenn das Vernichtungsmuster ausgezogen ist, wenn es leichter ist, wenn es weniger Ärger gibt, sonst noch möglich?« antwortet sie: »In der Arbeit ein kurzes Shirt zu tragen und mehr lachen.« Auf die Frage: »Wer wäre denn am meisten überrascht von Ihnen? Wer würde sich am meisten mit Ihnen freuen?« sagt die Patientin: »Wahrscheinlich meine Mama.« Im Zuge dieser Fragen hat sich die Stimmung der Patientin deutlich aufgehellt.

Wenn Lösungsorientierung gelingt, wenn Patient:innen ihre Aufmerksamkeit auf das »gewünschte andere« richten, ändert sich ihre Körperhaltung, ihre Mimik, ihre Stimme. Die Aktivierung von »Lösungsnetzwerken« ist von deutlichen somatischen Markern begleitet. In diesem Moment sind dann auch weitere Fragen sinnvoll, um vom beobachtbaren lösungsassoziierten Verhalten hin zu Identitätsaspekten zu gelangen: »Was würden Sie in so einem Moment über sich erzählen? Wer sind Sie, wenn das Vernichtungsmuster keine Macht mehr hat? Welche inneren Stimmen würden sich da zu Wort melden?« Mit dieser Art lösungsorientierter Fragen kann es gelingen, einen »Anker in der gewünschten Zukunft« zu setzen. Neurowissenschaftlich gesprochen heißt dies, positiv besetzte Annäherungsziele zu aktualisieren und damit Annäherungsnetze im Gehirn zu aktivieren.

10.2 Ausnahmen fokussieren

Eine lösungsorientiere Haltung drückt sich auch in dem Interesse für Zeiten und Situationen aus, in denen das Problem nicht auftritt, in denen sich das Problemerleben nicht realisiert. Das Erfragen von »Ausnahmen« dient der Fokussierung verfügbarer Kompetenzen.

Bereits in den ersten Therapiestunden frage ich (K. H.-K.) Sonja, wann es ihr das letzte Mal gelungen ist, bei hoher Anspannung anders als mit Selbstverletzung zu reagieren. Der Patientin fällt ein Konflikt mit ihrem Chef ein, den sie trotz hoher Anspannung ohne Selbstverletzung überstanden hat. Diese Situation wird in weiterer Folge genau exploriert: »Wie erklären Sie es sich, dass es möglich war, sich anders zu verhalten?« Zunächst will sich Sonja mit dieser Frage gar nicht beschäftigen (»Keine Ahnung, es war halt anders.«). Erst nach wiederholtem Nachfragen (»Was haben Sie denn stattdessen gemacht?«) erinnert sich die Patientin: »Ich habe meine Fidget-Toy-Tasche genommen und ein Muster hineingedrückt, dadurch wurde ich dann abgelenkt.« Das ist aber nur ein erster Schritt. Anschließend frage ich die Patientin: »Wenn Sie an diesen Tag zurückdenken: Was ist Ihre Idee, wovon hängt es ab, ob Sie für Ihre Spannung andere Lösungen als Selbstverletzung finden?« Darauf die Patientin: »Ich würde sagen, meine Stimmung war generell an diesem Tag besser, und ich hatte mir nach der Arbeit ein Treffen zum Squashspielen vereinbart, auf das ich mich freute. Da war dann der Konflikt gar nicht so schlimm.« Ich betone, wie wichtig es ist, jene Faktoren zu identifizieren, die dazu beitragen, dass es ihr gelingt, sich anders zu verhalten. Diese Fragen sensibilisieren für die eigenen Einflussmöglichkeiten und erhöhen damit auch die Selbstwirksamkeitserwartungen. Sonja findet einen Zusammenhang, der für Außenstehende banal wirken mag, für Betroffene aber durchaus relevant ist: »Wenn ich so darüber nachdenke, habe ich in dieser Zeit mehr Dinge gemacht, die mir Spaß machen, und dadurch war meine Grundanspannung geringer.«

Damit ist das Spannungsniveau zu einer beeinflussbaren Variablen und Selbstfürsorge zu einem wirkungsvollen Tool geworden. Andere Methoden erzielen den gleichen Lerneffekt vielleicht mit Psychoedukation und Genusstraining. In der systemischen Therapie werden dafür Fragen nach Ausnahmen eingesetzt. Der Vorteil dieser Vorgehensweise: man findet die individuell passenden Faktoren der Einflussnahme - ein möglicher Nachteil: die Ergebnisse sind nicht immer generalisierbar.

10.3 Ressourcenaktivierung

Ressourcenorientierung dient in der systemischen Therapie dazu, Selbstwirksamkeitserwartungen zu erhöhen. Nur wer sich in einem ressourcenreichen Zustand befindet, traut sich die für Veränderung und Entwicklung nötigen Anstrengungen zu. Patient:innen mit einer Borderline-Diagnose sind selten in einem ressourcenreichen Zustand – sie finden häufig vieles, manchmal auch alles an sich selbst furchtbar. Sie machen fast täglich Erfahrungen des Scheiterns; sie erleben immer wieder, dass es ihnen nicht gelingt, langfristige Ziele zu verfolgen, weder in beruflichen noch in privaten Kontexten. Umso wichtiger ist es, mit ihnen Bereiche zu erkunden, in denen etwas gelungen ist, womit sie zufrieden sind oder sich wohl und kompetent fühlen.

Bei Herrn SCHOBER, 30 Jahre, kommt es seit Jahren immer wieder zu unkontrollierten Impulsdurchbrüchen, er hat bereits eine Vorstrafe wegen Körperverletzung. Fragen wie: »Was tut Ihnen denn gut oder was machen Sie denn gerne für sich?« kann er nicht beantworten. In den ersten Gesprächen wechselt er zwischen Selbstanklage und Beschuldigung seiner Exfrau, die ihn nach mehreren eskalierenden Konflikten verlassen hat. Da es gar nicht möglich scheint, seine Aufmerksamkeit auf Ressourcen zu lenken, beginne ich (K. H.-K.) damit, ausführlich die Kraft zu würdigen, die es wohl gekostet haben muss, in Therapie zu kommen. »Herr Schober, Sie haben in letzter Zeit so viel verloren. Ihre Frau, Ihren Job, Ihre Wohnung. Sie leben jetzt in einer Übergangswohnung, Sie machen einen Kurs vom Arbeitsamt und bringen trotzdem die Energie auf, diese Therapie zu beginnen. Das finde ich toll, das ist Ausdruck Ihrer Kraft.« Hier kann mir der Patient zustimmen. Nun lenke ich die Aufmerksamkeit auf die Vergangenheit: »Wenn Sie zurückdenken, was hat Ihnen denn früher Spaß gemacht?« Herr Schober erwähnt das Duplo-Spielen mit seiner Tochter ANNA. Im Sinne der Ressourcenorientierung geht es nun darum, aus dieser *»thin story«* eine *»thick story«* zu machen. Daher frage ich weiter nach, wie er sich dabei erlebt habe (»Na das hat mir einfach Spaß gemacht«) und was ein Beobachter bei diesem Spiel beobachtet hätte (»Einen Vater, der gerne mit seiner Tochter spielt«). Ich frage weiter: »Und eine Tochter, die gerne mit ihrem Papa spielt?« Der Patient bejaht das. Erst bei der Frage, was denn Anna beim Spielen mit ihrem Papa am meisten mag, hellt sich seine Mimik auf und er berichtet von den Späßen, die er dabei macht, und den Fantasiegeschichten, die er erzählt. Die würden seiner Tochter am besten gefallen. Dies bietet die Möglichkeit, aus einer positiven Sequenz einen ressourcenreichen Identitätsaspekt zu entwickeln: »Wie sehen Sie das, Herr Schober, würden Sie sagen, dass diese Fähigkeit, in ein Spiel mit Ihrer Tochter zu versinken und dabei fantasievoll und lustig zu sein, etwas Gelungenes in Ihrem Leben darstellt? Etwas, das Sie auch in schwierigen Phasen aufrechterhalten konnten, und damit etwas, das sich nicht ändern soll?«

In der weiteren Folge wurde es möglich, diesen »liebevollen und lustigen Papa« als Ratgeber und Mutmacher zu installieren.

10.4 Skalierung

Die zentrale Absicht der Skalierung ist das Sichtbarmachen von Unterschieden und Fortschritten. In einer lösungsorientierten Perspektive geht man davon aus, dass Veränderungen leichter beschrieben werden können als Zustände: Wir können wissen, was »besser« ist, ohne genau zu wissen, was »gut« ist. In der Therapie von Personen mit starken Spannungszuständen ist die Skalierung der aktuellen Anspannung extrem hilfreich und wird zum Beispiel in der DBT systematisch angewendet. Dies befördert zum einen die Entwicklung einer inneren Beobachterinstanz, zum anderen ermöglicht es einen differenzierten Einsatz von Bewältigungsstrategien. Auch im Rahmen der Therapiesitzungen kann es hilfreich sein, vor der inhaltlichen Bearbeitung eines Themas das Spannungsniveau skalieren zu lassen. Ab einer bestimmten Intensität der Anspannung sollte, wie bereits ausgeführt, keine inhaltliche Auseinandersetzung mit dem Thema, sondern eine Methode der Selbstberuhigung zur Anwendung kommen.

Aber auch strukturelle Kompetenzen können skaliert werden – z. B. die Selbstberuhigungsfähigkeit oder die Fähigkeit, Konsequenzen der beabsichtigten Handlungen zu antizipieren. Besonders anschlussfähig ist das meist im Zusammenhang mit einer Teilearbeit: Nachdem z. B. ein innerer Ratgeber oder ein Teamcoach installiert worden ist, kann man den Betroffenen die Beobachtungsaufgabe geben, täglich zu beurteilen, wie gut dieser hilfreiche Anteil seinen Job getan hat: »Und bis zum nächsten Mal denken Sie am Abend immer darüber nach, wie verlässlich Ihr innerer Ratgeber sich heute zu Wort gemeldet hat und wie nützlich seine Ratschläge waren.« Oder aber, wie gut es den Betroffenen gelungen ist, ihre inneren Ratgeber:innen zu Wort kommen zu lassen.

10.5 Zirkularität

Zirkuläre Fragen waren in den 1980er-Jahren das zentrale Bestimmungsstück systemischer Therapie. Sie basieren auf der Überzeugung, dass individuelles Erleben und Verhalten in unzählige Feedbackschleifen eingebettet ist, und dienen der Erfassung von Beziehungsmustern, die sich rund um das Problem/Symptom entwickelt haben. Statt intrapsychische Erklärungen zu suchen, wurde es für hilfreicher gehalten, diese zirkulären Zusammenhänge zu erkunden, weil man annahm, dass diese zur Aufrechterhaltung des Problems führen. Unabhängig von dieser Grundannahme bieten sich in der systemischen Therapie von Menschen mit Borderline-Störung vor allem zwei Einsatzmöglichkeiten für zirkuläre Fragen an: Zum einen kann über das Erfragen der Sichtweise nicht anwesender Bezugspersonen der Perspektivenwechsel eingeübt und damit die Mentalisierungsfähigkeit verbessert werden. Zum anderen können vor allem in der Anfangsphase der Therapie diese Fragen hilfreich sein, um das Problemmuster sichtbar zu machen. Genauso, wie wir bei Verdacht auf einen Alkoholabusus fragen: »Gibt es jemanden, der sich über Ihren Alkoholkonsum sorgt oder Ihnen deswegen Vorwürfe macht?«, können wir bei Verdacht auf eine Borderline-Störung fragen: »Was würde Ihre Frau zu Ihren Stimmungseinbrüchen oder zu Ihrem Streitverhalten sagen? Wie erlebt Ihre beste Freundin Ihre Reaktionen auf Enttäuschung?«

TAMARA (35 Jahre alt, immer wieder Medikamentenüberdosierungen und Alkoholexzesse nach interpersonellen Enttäuschungen, wiederholte kurze stationäre Aufenthalte) kommt zur ambulanten Psychotherapie. Als Störung konnte die Überempfindlichkeit gegenüber Kritik und die übermäßige Angst vor dem Verlassenwerden und dem Alleinsein konsensualisiert werden. Auf die Frage, wie ihr Lebensgefährte ihr Verhalten beschreiben würde, sagt die Patientin: »Wahrscheinlich als katastrophal. Er sagt manchmal, ich habe ein Katastrophengen in mir.«
Da sich die Patientin mit dieser Metapher gut beschrieben fühlt, frage ich (K. H.-K.) weiter: »Was würde er denn sagen, woran er merke, dass das Katastrophengen anspringt und aktiv wird, an die Tür klopft sozusagen, …?« Die Patientin antwortet: »Er sagt, das passiert immer, wenn ich mit meinen Gedanken zu sehr im Außen bin und mir darüber den Kopf zerbreche, was andere Menschen von mir denken.«

10.6 Hausaufgaben

Da in der systemischen Therapie recht lange Intervalle zwischen den Therapiesitzungen üblich sind, haben »Aufgaben« die wichtige Funktion der Transfersicherung. Sie sollen ganz allgemein dazu beitragen, dass das in der Therapie Erarbeitete sich im Erleben der Klient:innen auswirkt. In anderen Fällen dienen sie der »Bodenaufbereitung«, indem über Beobachtungs- und Reflexionsaufgaben die Annäherung an ein Thema vorbereitet wird. In der Therapie von Menschen mit Borderline-Störungen werden zwar eher wöchentliche Sitzungen empfohlen, dennoch sind Aufgaben hier besonders nützlich, damit Therapieinhalte nicht sofort durch Alltagsturbulenzen verdrängt werden. Beobachtungsaufgaben sind vor allem in der Anfangsphase der Behandlung angebracht, wenn die für handlungsorientierte Aufgaben nötige Veränderungsmotivation noch nicht verlässlich genug gegeben ist. Außerdem dienen Beobachtungsaufgaben unabhängig vom Inhalt dem Aufbau einer inneren Beobachterinstanz, was bei Menschen mit strukturellen Beeinträchtigungen schon ein Therapieziel an sich darstellt. Schreibaufgaben und Reflexionsaufgaben erfüllen einen ähnlichen Zweck. Auch Vorhersageaufgaben können angewandt werden, wenn Patient:innen von ihren Stimmungseinbrüchen oder Spannungszuständen subjektiv überrascht werden. In den meisten Fällen sind die Betroffenen in der Lage, das Auftreten oder Ausbleiben der leidvollen Erlebnis- und Verhaltensweisen überzufällig häufig vorherzusagen, auch wenn sie die zugrunde liegenden Regeln nicht benennen können. Die Erfahrung, dass relativ oft zutreffende Vorhersagen gelingen, kann für die weitere Reflexion genützt werden: »Wovon hängt es ab, was Sie für den nächsten Tag vermuten?«

Reflexionsaufgaben können zur Mobilisierung konstruktiver Kräfte eingesetzt und evtl. mit kreativen Aufgaben ergänzt werden. So kann zum Beispiel eine Patientin aufgefordert werden, bis zum nächsten Mal zu überlegen, wo sie zum nächsten runden Geburtstag, also an ihrem 30., 40. oder 50. Geburtstag, wenn sie die aktuellen Probleme gut hinter sich gelassen haben wird, stehen will. »Wer wollen Sie dann sein? Was wird Ihre Person dann ausmachen?

Welche Persönlichkeitszüge wollen Sie behalten und vielleicht noch ausbauen, was wollen Sie hinter sich lassen? Was soll in Ihrem Leben dann Platz haben und wichtig sein?« Je nach kreativem Potenzial können die Betroffenen aufgefordert werden, dieses Wunsch-Ich zu zeichnen, eine Collage anzufertigen oder ein Symbol zu finden.

Auch Verhaltensaufgaben können bei ausreichender Veränderungsmotivation eingesetzt werden: Das beginnt bei der Verordnung von Selbstberuhigungstechniken oder einfachen Maßnahmen zur gesunden Lebensführung. Im Unterschied zur klassischen Psychoedukation, in der bestimmte Verhaltensweisen empfohlen oder verordnet werden, würde eine systemische Vorgehensweise in manchen Fällen eine eher experimentelle Herangehensweise nahelegen, z. B.: »Bitte wählen Sie jede Woche zwei Tage aus, an denen Sie sich nach Ihrem Kurs etwas vornehmen, und beobachten Sie, wie sich das auf Ihre Stimmung auswirkt.«

10.7 Paradoxe Interventionen

Paradoxe Interventionen dienen dazu, durch ihren zunächst irritierenden Charakter den Blick auf Aspekte abseits von etablierten und häufig als alternativlos wahrgenommenen Betrachtungs- und Verhaltensmustern zu lenken und diese damit in ihren automatisierten Wiederholungsschleifen zu verstören. Ein typisches Beispiel wären hier Fragen nach der Möglichkeit einer absichtlichen Verschlechterung, die zum Ziel haben, Einflussmöglichkeiten auf das Problem sichtbar zu machen.

> STEFFI, 24 Jahre alt, wurde aufgrund des Drogenkonsums ihrer Mutter seit der Geburt von der Kinder- und Jugendhilfe betreut. Sie verbrachte ihre Kindheit und Jugend in diversen betreuten Wohngemeinschaften. Seit ihrem siebten Lebensjahr wurde sie immer wieder psychotherapeutisch behandelt, dreimal auch schon an spezialisierten psychotherapeutischen Abteilungen.
> Aufgrund ihrer jahrelangen therapeutischen Erfahrung ist Steffi mittlerweile eine Expertin in Distanzierungs- und Selbstberuhigungstechniken. Gleichzeitig entwertet sie alles, was sie je in Therapien gelernt hat: »Ich kann nichts mehr tun, um meine Situation zu verbessern. Ich habe schon alle möglichen Skills probiert, kenne jede Beruhigungstrance, jeden Tresor, jeden sicheren Ort. Nichts hilft mehr.«

Wenn sich die üblichen »Verbesserungsfragen« nicht als hilfreich erweisen, bieten sich sogenannte »Verschlimmerungsfragen« an, wie z. B.: »Was müssten Sie tun, um Ihr Problem zu verschlimmern? Was müsste passieren, dass der Drang nach Selbstverletzung noch häufiger auftritt? Und wer könnte Ihnen dabei am besten helfen? Gibt es etwas, was hier in der Therapie passieren könnte, was zu einer Verschlimmerung beitragen könnte? Wenn wir wollten, dass es heute noch zu einer Selbstverletzung kommt, was müsste passieren? Wie müssten Sie es anlegen?« Diese Frage kann Steffi gut beantworten: »Wenn ich mich in eine Hoffnungslosigkeit hineinsteigere.« Bei der Frage, was denn das Gegenteil von »Hineinsteigern« sei, wird Steffi wieder unsicher. Ich (K. H.-K.) hole daher mein Set von Spruchkarten und Bildkarten heraus, lege sie am Tisch auf und bitte Steffi, eine Karte für das Gegenteil von »Hineinsteigern« zu suchen. Schnell greift sie zu der Prinzessinnen-Karte »Hinfallen. Aufstehen. Krone richten. Weitergehen«. Ich erfrage die innere Stimme zu dieser Karte: »Wie schauen Sie auf Ihr Leben, auf Ihre Zukunft, wenn Sie aufstehen, die Krone richten und weitergehen? Welche Beziehung haben Sie da zu sich? Was trauen Sie sich im Prinzessinnen-Modus zu?« »Ich bin jung, ich habe noch viel Zeit vor mir. Wenn ich den ganzen Scheiß hinter mir lasse, geht sich noch ein gutes Leben aus.« Ich validiere und bestärke diese Stimme, ergänze um den Aspekt »… und Sie haben es sich verdient, dass sich noch ein gutes Leben ausgeht« und gebe ihr die Karte als »Anker« mit.

10.8 Arbeit mit Metaphern

Metaphern sind »sprachliche Bilder«, in denen sich das Erleben der Patient:innen ausdrücken lässt. Die Teilearbeit, die wir an mehreren Stellen vorgestellt haben, lässt sich teilweise auch als Metaphernarbeit verstehen, da jeweils individuell passende bildhafte Bezeichnungen für problematisches oder erwünschtes Leben gesucht oder angeboten werden (»Mister Einigler«, der »Bauleiter«). Metaphern können aber auch unabhängig von der Teilearbeit genützt werden, um Erlebens- oder Verhaltensweisen bildhaft zu bezeichnen. Dies dient dazu, vorhandene Wahrnehmungen, Beschreibungen oder Aussagen mit neuen, hilfreichen Aspekten anzureichern. In einem Bild sind gegenüber eng geführten sprachlichen Beschreibungen stets auch vage assoziative Komponenten enthalten, wodurch ein vermehrt sinnlich-emotionales Erleben angeregt werden kann. Aber auch auf einer primär kognitiv-rationalen Ebene können durch die Schaffung einer für Klient:innen stimmigen Metapher neue Sinnzusammenhänge etabliert werden. Dieses Vorgehen kann daher genützt werden, um ganz unterschiedliche therapeutische Absichten oder Prinzipien zu realisieren. Im folgenden Beispiel hilft eine Metapher, ein problematisches Erlebnismuster durch ein Reframing in seinem Belastungscharakter abzumildern und mit möglichen Lösungsansätzen zu verknüpfen:

EVA, 25 Jahre alt, leidet immer wieder unter psychogenen Krampfanfällen. Es gelingt ihr mittlerweile schon manchmal, erste Vorankündigungen zu identifizieren (z. B. weiche Knie oder verkrampfte Hände), dann kann sie mit Unterbrechungstechniken das Auftreten eines Krampfanfalles verhindern. Wenn dies nicht gelingt, kommt es nach dem Anfall regelmäßig zu massiver Hoffnungslosigkeit: »Es hat eh alles keinen Sinn, meine Psyche macht anscheinend eh, was sie will.«
In diesem Fall erweist sich die Metapher eines Systemabsturzes am Computer als hilfreich: »Wenn die Festplatte zu voll ist, wenn zu viele Fenster offen sind, stürzt mein PC manchmal ab. Das heißt aber nicht, dass er kaputt ist. Ich war nur schlampig im Umgang, hab die Verarbeitungskapazität überschätzt, die im Hintergrund laufenden Prozesse aus den Augen verloren. Vielleicht gibt es auch bei Ihnen im Hintergrund laufende Prozesse, die Sie gar nicht bewusst mitbekommen, die aber Ihr System überfordern.«

11 Ein exemplarischer Fallverlauf

Emma, eine 17-jährige Maturantin, erschien zum Erstgespräch mit ihrer verzweifelten Mutter. Zuvor hatte Emma eine achtwöchige stationäre Therapie absolviert, weil sie sich zu Hause mehrfach geritzt und einen Suizidversuch unternommen hatte. Die Mutter hatte die Polizei verständigt und Emma wurde mit der Rettung ins Krankenhaus gebracht. Beim Transport dorthin hatte sie versucht, aus dem Auto zu springen. Nach einer dreitägigen Unterbringung auf der Akutpsychiatrie wurde eine emotional instabile Persönlichkeitsstörung vom Borderline-Typ diagnostiziert, in weiterer Folge bekam sie einen Platz für eine stationäre Psychotherapie. Im Anschluss wurde ihr empfohlen, eine weiterführende ambulante Therapie zu absolvieren.

Beim Erstgespräch erzählt die Mutter, dass es mit Emma nie einfach gewesen sei. Mit 14 Jahren hatte sie ihren ersten Freund, nach der Trennung habe es Phasen von anorektischem oder bulimischem Verhalten gegeben. Seit ca. zwei Jahren verletze sie sich selbst und sei auch ihr gegenüber häufig verbal aggressiv. Emma äußert sich beim Erstgespräch abwechselnd selbstabwertend und vorwurfsvoll gegenüber der Mutter: Diese habe nie Zeit gehabt, ihre Arbeit wäre ihr immer wichtiger gewesen und die große Schwester wäre immer bevorzugt worden: »Die ist so robust wie du. Mit der kommst du zurecht. Aber ich hab nicht so eine dicke Haut wie ihr. Ich bin sensibler und damit könnt ihr nicht umgehen.« Die Mutter reagiert auf diese Vorwürfe deutlich verärgert: »Du musst keinen Schuldigen dafür suchen, dass du mit dem Leben nicht zurechtkommst. Sich dauernd zu schneiden ist kein Zeichen von Sensibilität, sondern von Gestörtheit. Das ist einfach krank.«

Um die Dynamik der wechselseitigen Vorwürfe zu unterbrechen, führe ich (K. H.-K.) schon im Erstgespräch das Konzept der »interpersonellen Hypersensitivität« ein, die Angehörige vor besondere Anforderungen stellt. Auch wenn daran niemand schuld sei, müsse man es im Verhalten berücksichtigen – wie eine Allergie. »Es scheint so zu sein, dass Emma - bildlich gesprochen – allergisch auf Kränkungen reagiert. Wenn irgendetwas Enttäuschendes passiert, kommt es zu einer ganz heftigen Reaktion – an der ist niemand schuld, weder Emma noch die Bezugsperson, die den Auslöser geliefert hat.«

Als Therapieziel wird vereinbart, dass diese »Allergie« für Emma so weit beherrschbar wird, dass sie nicht mehr stationär aufgenommen werden muss und somit ihr Ziel, in diesem Jahr das Abitur abzulegen, erreichen kann. Da immer wieder mit enormen Stimmungsschwankungen, Suizidideen und selbstverletzendem Verhalten, aber auch mit eskalierenden Streitereien zu Hause zu rechnen ist, werden regelmäßige Termine bei ihrem Psychiater zur Anpassung der jeweiligen Medikation und regelmäßige Familiengespräche mit ihrer Mutter vereinbart.

Ich informiere Emma, dass sie mich bei akuter Krisenhaftigkeit per SMS kontaktieren könne und ich mich innerhalb von einem halben Tag bei ihr telefonisch melden würde, dass ich aber aufgrund meiner Arbeits- und Lebenssituation keine dauernde Erreichbarkeit und keine zusätzlichen Therapietermine zur Verfügung stellen könnte. Als Ansprechpartner für akute Krisen wird ihr Psychiater definiert, mit dem ich anschließend Kontakt aufnehme, um die weitere Kooperation anzubahnen.

Emma erschien dann wöchentlich zur ambulanten Psychotherapie. Sie beginnt, über ihre Anspannung und Wut zu sprechen. Emma berichtet über Situationen, in denen sie übertrieben heftige und destruktive emotionale Reaktionen zeigte. Beispielsweise war eine Freundin für sie zwei Tage telefonisch nicht erreichbar. Ihre Interpretation war: »Die will mit mir nichts mehr zu tun haben.« Oder ihr damaliger Freund hätte ein Foto einer anderen Frau »geliked«. Dies war für sie ein Vertrauensbruch. Generell waren die Beziehungen zu Männern immer von heftigen Konflikten geprägt, es ging vor allem um Eifersucht und daraus resultierendes Kontrollverhalten. Nach der Wut kam immer die Verzweiflung. Emma sagt: »Mich mag einfach niemand. Wenn ich einmal das Gefühl habe, dass mich wer mag, dann werde ich sofort enttäuscht oder verletzt. Ich bin einfach zu dumm. Ich kann gar nichts.«

Die erste Therapiephase ist von häufigen Kriseninterventionen geprägt: Immer wieder geht es in den Therapiesitzungen darum, Emma bei der Bewältigung heftiger Emotionen zu unterstützen. Nach ca. drei Monaten ambulanter Psychotherapie informiert mich Emmas Mutter telefonisch, dass es erstmals seit der Entlassung wieder zu einer tiefen Selbstverletzung und einer Wundversorgung an der Notaufnahme gekommen ist. Emmas Mutter ist wegen dieses »Rückfalls« ziemlich verzweifelt und stellt die Therapie infrage. Sie wird daher zum nächsten Therapietermin eingeladen, um gemeinsam zu besprechen, ob und unter welchen Bedingungen eine Fortsetzung der Therapie sinnvoll erscheint. Emma ist bei diesem Termin zunächst trotzig verschlossen und äußert dann Ärger über den Anruf ihrer Mutter: »Ich kann es nicht leiden, dass du dich ständig einmischst.« Ich normalisiere das Verhalten der Mutter, indem ich Emma darauf hinweise, dass sie ihrer Mutter mit der tiefen Selbstverletzung und der Blutlache kaum eine Wahl gelassen hat. Wenn man für sich Nichteinmischung und Anerkennung von Autonomie fordert, ist es unerlässlich, auf massiv selbstschädigende Handlungen zu verzichten. In diesem Zusammenhang werden auch nochmal die Grenzen einer ambulanten Psychotherapie klar verdeutlicht: »Emma, wenn unsere Zusammenarbeit nicht dazu beiträgt, dass du dieses selbstverletzende Verhalten überwinden kannst, muss ich aus berufsethischen Überlegungen heraus die Behandlung beenden. Es wäre ein Kunstfehler, eine offensichtlich insuffiziente Behandlung weiterzuführen und damit zu einer Chronifizierung der Störung beizutragen und weitere Selbstgefährdung in Kauf zu nehmen.«

Auf eine erste wütende Antwort, dass sie sich nicht mehr ins Krankenhaus abschieben lassen werde, reagiere ich beruhigend und biete meine Unterstützung an, sofern sie bereit ist, diese entschlossen für die Überwindung der Selbstgefährdung zu nützen. Mit dem Therapieziel »Selbstbestimmung und Nichteinmischung« vor Augen ist Emma bereit, im Beisein ihrer Mutter einen Anti-Selbstverletzungs- und Anti-Suizidvertrag zu unterzeichnen. Zusätzlich wird mit Emma eine Notrufnummernkarte erstellt mit einer Reihenfolge jener Personen und Institutionen, die sie im Krisenfall kontaktieren kann.

Das nächste halbe Jahr nimmt Emma ihre wöchentlichen Termine sehr regelmäßig wahr und setzt Selbstberuhigungs- und Distanzierungstechniken ganz gezielt ein, um ihre Wutausbrüche und Spannungszustände zu überwinden. In dieser Phase gelingt es auch, Emma für ihre problematischen Muster in ihrem Erleben und Verhalten zu sensibilisieren. »Es scheint so, als wäre da, wenn es um Enttäuschungen geht, ein innerer Radikalisierer am Werk: Kleine oder mittelmäßige Enttäuschungen, die in jedem Leben vorkommen, werden so heftig erlebt, dass vernünftiges Handeln und Entscheiden außer Kraft gesetzt wird und du mit gezücktem Schwert in den Kampf ziehst. Wie klingt das für dich?« Emma stimmt diesem Muster zu und nennt diesen Teil »Mrs. Egalo«. In Hochstresssituationen agiere sie impulsiv, ohne an die Folgen zu denken, als ob »alles egal« sei.

In einem nächsten Schritt geht es darum, eine verlässliche steuernde Instanz zu entwickeln. Deshalb frage ich Emma, wann sie es schon einmal erlebt habe, dass sie sich auf jemanden verlassen konnte, dass der- oder diejenige den Überblick behielt, die Ruhe bewahrte und in einem positiven Sinn führen oder leiten konnte. Wann habe sie erlebt, dass man jemandem vertrauen und seinem oder ihrem Rat folgen könne? Emma fiel die Tanzlehrerin aus ihrer Volksschulzeit ein. Das sei eine gute Zeit gewesen, da habe sie sich wohlgefühlt. Ich frage Emma, ob es nicht günstig wäre, wenn sie so eine »innere Tanzlehrerin« hätte, jemanden, der immer die Ruhe behält, vorausschauend und verantwortungsvoll handelt, jemanden, den sie statt Mrs. Egalo auf die Bühne bitten könnte, wenn etwas Belastendes passiert. Emma entwickelt daraus das Bild der Choreografin, deren Satz lautet: »Stopp, du reitest dich da schon wieder in etwas hinein, mach dir das nicht kaputt! Nachdenken, abwiegen und Konsequenzen ausloten.« Mit der kontinuierlichen Stärkung ihrer inneren Choreografin erreicht Emma ihr Ziel und sie absolviert die Matura.

Emmas mittelfristiger Wunsch ist ein Studium. Da sie jedoch nicht weiß, was sie studieren will, entscheidet sie sich für eine Auszeit. Sie beginnt während dieser »Nachdenkpause« als Aushilfe in einem Kiosk zu arbeiten, um Geld zu verdienen. Für ihre Mutter ist das nicht nachvollziehbar: »Ich verstehe dich nicht, du vergeudest immer so viel Zeit für unnützes Zeug.« Die permanenten Auseinandersetzungen zu Hause führen wieder zu hoher Anspannung und verbal aggressivem Verhalten. In dieser Zeit finden abwechselnd Einzelgespräche mit Emma und gemeinsame Gespräche mit ihrer Mutter statt. Zentrales Thema ist das Ausziehen, Vor- und Nachteile werden abgewogen. Neben den Kosten, die gegen eine eigene Wohnung sprechen, gibt es auch Bedenken, ob Emma in einer eigenen Wohnung gut zurechtkommen würde. Emma sagt: »Das Gefühl, so ganz alleine zu sein in einer eigenen Wohnung und für alles selbst verantwortlich zu sein, macht mir Angst. Aber deine ständigen Vorwürfe halte ich auch nicht mehr aus.« Der Mutter geht es ähnlich, sie traut Emma das Leben alleine nicht zu, will aber selbst mehr Abstand. Ich empfehle daher einen Termin bei einer Beratungsstelle für betreute Wohnungen. Nach einem Informationsgespräch wird ein Probewohnen mit Emma vereinbart. Nach der Bewilligung des Antrags und drei Monaten Wartezeit darf Emma in eine betreute Wohnung ziehen. Für die Unterstützung bei der Haushaltsorganisation und der Geldeinteilung ist nun eine Sozialarbeiterin zuständig, was die Beziehung zwischen Mutter und Tochter entlastet.

Im darauffolgenden Herbst beginnt Emma zu studieren und kommt aufgrund der erreichten Stabilität nur mehr einmal monatlich zur Psychotherapie. In prüfungsintensiven Zeiten wird die Frequenz der Termine manchmal erhöht. Natürlich gibt es auch Rückschläge, Situationen, in denen die alte »Mrs. Egalo« nicht bzw. schwer gebremst werden kann. Aber heftige oder destruktive Impulse werden zunehmend ambivalent erlebt, nicht mehr als unhinterfragbare oder unveränderbare Reaktionen. Es gelingt eine zunehmende De-Identifikation mit den problematischen Erlebnis- und Verhaltensweisen. Die Therapiesitzungen können immer deutlicher in den Dienst der gewünschten Veränderung gestellt werden: die Choreografin auf die Bühne zu holen und Mrs. Egalo in den hinteren Reihen Platz nehmen zu lassen. Kürzlich fragte ich

Emma: »Wenn diese Entwicklung anhält, wenn die Choreografin immer verlässlicher die Führung übernimmt, was wird denn dann in Zukunft die Rolle der Mrs. Egalo sein? Gibt es irgendwelche Situationen, in denen die noch nützlich sein könnte oder willst du sie ganz loswerden?« Wie zu erwarten, gab es auch positive Aspekte der Mrs. Egalo - sie ist völlig unerschrocken, unbeeindruckbar und fühlt sich dadurch auch irgendwie mächtig an. »Für den Notfall will ich sie schon behalten«, sagt Emma, »wie eine Waffe.«

Literatur

Angermaier, M. (2010): Lösungsorientierte Gruppenpsychotherapie. Weinheim/Basel (Beltz).

Arbeitskreis OPD (1996): Operationalisierte Psychodynamische Diagnostik OPD. Grundlagen und Manual. Bern (Huber).

Arbeitskreis OPD (2006): Operationalisierte Psychodynamische Diagnostik OPD-2. Das Manual für Diagnostik und Therapieplanung. Bern (Huber).

Bateman, A. W. u. P. Fonagy (2007): Psychotherapie der Borderline-Persönlichkeitsstörung. Ein mentalisierungsgestütztes Behandlungskonzept. Gießen (Psychosozial).

Bäuml, J. u. G. Pitschel-Walz (2018): Psychoedukation. In: K. v. Sydow u. U. Borst (Hrsg.): Systemische Therapie in der Praxis. Weinheim (Beltz), S. 226–237.

Berberich, G. (2018): Abgemacht – Therapievertrag und Vereinbarungen. In: M. Hölzer, W. Wöller u. G. Berberich (Hrsg.): Stationäre Psychotherapie. Von der Anmeldung bis zur Entlassung. Stuttgart (Schattauer), S. 384–391.

Berger, M. (2012): Psychische Erkrankungen – Klinik und Therapie. München (Elsevier, Urban & Fischer), 4., vollst. neu bearb. Aufl.

Berne, E. (2002): Spiele der Erwachsenen: Psychologie der menschlichen Beziehungen. Reinbek bei Hamburg (Rowohlt).

Bohus, M. (2002): Borderline-Störungen. Fortschritte der Psychotherapie. Göttingen (Hogrefe).

Bohus, M. (2007): Zur Versorgungssituation von Borderline-Patienten in Deutschland. *Persönlichkeitsstörungen Theorie und Therapie* 11: 149–153.

Bohus, M. (2011): Dialektisch-Behaviorale Therapie für Borderline-Störungen. In: B. Dulz, S. C. Herpertz, O. F. Kernberg u. U. Sachsse (Hrsg.): Handbuch der Borderline-Störungen. Stuttgart (Schattauer), S. 619–639.

Bohus, M. (2022): Epidemiologie, Ätiologie und Diagnostik der Borderline-Persönlichkeitsstörung. Vortrag auf dem DGPPN Kongress am 25.11.2022, Berlin.

Bohus, M., N. Kleindienst, M. F. Limberger, R. D. Stieglitz, M. Domsalla, A. L. Chapman, R. Steil, A. Philipsen a. M. Wolf (2009): The short version of the Borderline Symptom List (BSL-23): development and initial data on psychometric properties. *Psychopathology* 42 (1): 32-39.

Bohus, M. u M. Wolf-Arehult (2013): Interaktives Skillstraining für Borderline-Patienten. Das Therapeutenmanual. Stuttgart (Schattauer).

Brieger, P., T. Henking, T. Schmitt-Schäfer, M. Klemmt, E. D. Röhrig u. J. Hamann (2023): Geschlossene Heime für Menschen mit geistiger oder seelischer Behinderung – Charakteristika von Bewohnenden anhand von Aktenanalysen. *Nervenarzt* 94 (3): 240–242. DOI: https://doi.org/10.1007/s00115-022-01437-5.

Bronisch, T. (2011): Suizidalität. In: B. Dulz, S. C. Herpertz, O. F. Kernberg u. U. Sachsse (Hrsg.): Handbuch der Borderline-Störungen. Stuttgart (Schattauer), S. 406–411.

Chanen, A., C. Sharp, P. Hoffman a. Global Alliance for Prevention and Early Intervention for Borderline Personality Disorder (2017): Prevention and early intervention for borderline personality disorder: a novel public health priority. *World Psychiatry* 16 (2): 215–216.

Choi-Kain, L. (2022): General Psychiatric Management (GPM) for Borderline Personality Disorder (BPD). Online-Kurs. McLean Hospital, Harvard Medical School. Verfügbar unter: https://cmecatalog.hms.harvard.edu/general-psychiatric-management-borderline-personality-disorder [29.12.2022].

Choi-Kain, L. a. J. G. Gunderson (2019): Applications of good psychiatric management for Borderline Personality Disorder. Washington (American Psychiatric Association).

Ciompi, L. (1997): Die emotionalen Grundlagen des Denkens. Entwurf einer fraktalen Affektlogik. Göttingen (Vandenhoeck & Ruprecht).

DGPPN (Hrsg.) (2022): Für die Leitliniengruppe: S3-Leitlinie Borderline-Persönlichkeitsstörung. Version 1.0 vom 14.11.2022. Verfügbar unter: https://register.awmf.org/de/leitlinien/detail/038-015 [5.1.2023].

Doering, S., D. Renn, S. Hofer, G. Rumpold, U. Smrekar, N. Janecke, D. Schatz, C. Schotte, D. De-Doncker u. G. Schüssler (2007): Validierung der deutschen Version des Fragebogens zur Erfassung von DSM-IV-Persönlichkeitsstörungen (ADP-IV). *Zeitschrift für psychosomatische Medizin und Psychotherapie* (53): 111–128.

Ducasse, D., P. Courtet a. E. Olié (2014): Physical and social pains in borderline disorder and neuroanatomical correlates: a systematic review. *Current Psychiatry Reports* 16 (5): 443.

Eaton, N. R. a. A. L. Greene (2018): Personality disorders: community prevalence and socio-demographic correlates. *Current Opinion in Psychology* 21: 28–32.

Ebbecke-Nohlen, A. (2007): Der systemische Ansatz in der Borderline-Therapie. In: G. Damann u. P. Janssen (Hrsg.): *Psychotherapie der Borderline-Störungen*. Stuttgart (Thieme), S. 188–197.

Ellison, W. D., L. K. Rosenstein, T. A. Morgan a. M. Zimmerman (2018): Community and clinical epidemiology of borderline personality disorder. *Psychiatric Clinics of North America* 41 (4): 561–573.

Figueroa, E. a. K. R. Silk (1997): Biological implications of childhood sexual abuse in borderline personality disorder. *Journal of Personality Disorders* 11 (1): 71–92.

Fonagy, P., G. Gergely, E. Jurist u. M. Target (2004): Affektregulierung, Mentalisierung und die Entwicklung des Selbst. Stuttgart (Klett-Cotta).

Freud, S. (1916): Einige Charaktertypen aus der psychoanalytischen Arbeit (Gesammelte Werke, Bd. 10). Frankfurt a. M. (Fischer).

Geyerhofer, S. (2017): Internalisieren von Lösungen. Oder: Was tun am Ende einer erfolgreichen Psychotherapie? *Systeme* 31 (2): 265–291.

Grossmann, K. P. (2009): Abschied von narrativer Therapie. *Familiendynamik* 34 (1): 6–16.

Grossmann, K. P. (2014): Systemische Einzeltherapie. Göttingen (Hogrefe).

Gunderson, J. G. (2016): The emergence of a generalist model to meet public health needs for patients with borderline personality disorder. *American Journal of Psychiatry* 173 (5): 452–458.

Gunderson, J. G. a. P. S. Links (2014): Handbook of good psychiatric management for borderline personality disorder. Washington/London (American Psychiatric Publishing).

Gunderson, J. G., S. Masland a. L. Choi-Kain (2018): Good psychiatric management: a review. *Current Opinion in Psychology* 21: 127–131.

Herpertz, S. C. (2018): Neue Wege der Klassifikation von Persönlichkeitsstörungen in ICD-11. *Fortschritte der Neurologie · Psychiatrie* 86 (3): 150–155.

Herpertz, S. C. (2022): Neues zur Diagnostik, Ätiologie und Behandlung von Persönlichkeitspathologien. Vortrag auf dem DGPPN Kongress am 23.11.2022, Berlin.

Herpertz, S. C., I. Schneider, B. Renneberg a. A. Schneider (2022): Patients with personality disorders in everyday clinical practice – implications of the ICD-11. *Deutsches Ärzteblatt International* 119: 1–7.

Hess, T. (2006): Lehrbuch für die systemische Arbeit mit Paaren. Ein integrativer Ansatz. Heidelberg (Carl-Auer).

Kernberg, O. F. (1996): Ein psychoanalytisches Modell der Klassifizierung von Persönlichkeitsstörugen. *Psychotherapeut* (41): 288–296.

Kilian, H. (2001): Zur systemischen Therapie bei »Persönlichkeitsstörungen«. *Familiendynamik* 26 (2): 166–180.

Kilian, H. (2007): Zur systemischen Therapie bei »Persönlichkeitsstörungen«. *PiD – Psychotherapie im Dialog* 8 (4): 316–322.

Kriz, J. (2017): Subjekt und Lebenswelt. Personzentrierte Systemtheorie für Psychotherapie, Beratung und Coaching. Göttingen (Vandenhoeck & Ruprecht).

Leising, D. a. J. Zimmermann (2011): An integrative conceptual framework for assessing personality and personality pathology. *Review of General Psychology* 15 (4): 317–330.

Leising, D. u. J. Zimmermann (2014): Diagnostik von Persönlichkeitsstörungen - alles auf Anfang? *Report Psychologie* 39 (9): 346–357.

Levold, T. (1997): Affekt und System. Plädoyer für eine Perspektivenerweiterung *System Familie* 10 (3): 120–127.

Lieb, H. (2009): Persönlichkeitsstörungen aus systemischer Sicht. *Familiendynamik* 34 (1): 60–72.

Lieb, H. (2014a): Was geschieht eigentlich, wenn jemand jemandem die Diagnose »Persönlichkeitsstörung« gibt? *Psychotherapie im Dialog* 15 (3): 22–26.

Lieb, H. (2014b): Störungsspezifische Systemtherapie. Konzepte und Behandlung. Heidelberg (Carl-Auer).

Lieb, K., B. Völlm, G. Rücker, A. Timmer a. J. M. Stoffers (2010): Pharmacotherapy for borderline personality disorder: Cochrane systematic review of randomised trials. *British Journal of Psychiatry* 196 (1): 4–12.

Linehan, M. (1996): Trainingsmanual zur Dialektisch-Behavioralen Therapie der Borderline-Persönlichkeitsstörung. München (CIP-Medien).

Links P. S, J. E. Mitton a. M. Steiner (1990): Predicting outcome for borderline personality disorder. Comprime Psychiatry 31: 490–498.

Livesley, W. J. (2012): Disorder in the proposed DSM-5 classification of personality disorders. *Clinical Psychology and Psychotherapy* 19: 364–368.

Lora, A., R. Bezzi a. A. Ehrlicher (2007): Estimating the prevalence of severe mental illness in mental health services in Lombardy (Italy). *Community Mental Health Journal* 43 (4): 341–357.

Loranger, A. W., N. Sartorius, A. Andreoli, P. Berger, P. Buchheim, S. M. Channabasavanna, B. Coid, A. Dahl, R. F. Diekstra, B. Ferguson, L. B. Jacobsberg, W. Mombour, C. Pull, Y. Ono a. D. A. Regier (1994): The international personality disorder examination. The World Health Organization / Alcohol, Drug Abuse, and Mental Health Administration international pilot study of personality disorders. *Archives of General Psychiatry* 51 (3): 215–224.

Ludewig, K. (2013): Entwicklungen systemischer Therapie. Einblicke, Entzerrungen, Ausblicke. Heidelberg (Carl-Auer).

MacFarlane, M. M. (2004): Chapter 7. Systemic treatment of borderline personality disorder: An integrative approach. In: M. M. Macfarlane (Hrsg.): Family treatment of personality disorders: advances in clinical practice. New York (Routledge), pp. 205–240.

McMain, S. F., P. S. Links, W. H. Gnam, T. Guimond, R. J. Cardish, L. Korman a. D. L. Streiner (2009): A randomized trial of dialectical behavior therapy versus general psychiatric management for borderline personality disorder. *American Journal of Psychiatry* 166 (12): 1365–1374.

Mitmansgruber, H. (2020): Die »neue« Borderline-Persönlichkeitsstörung: Dimensionale Klassifikation im DSM-5 und ICD-11. *Psychotherapie Forum* 24: 89–99.

Morey, L. C. a. C. J. Hopwood (2013): Stability and change in personality disorders. *Annual Review of Clinical Psychology* 9: 499–528.

Nicolai, L. u. J. Schweitzer (2010): SYMPAthische Psychiatrie: Handbuch systemisch-familienorientierter Arbeit. Göttingen (Vandenhoeck & Ruprecht).

Oelkers-Ax, R. u. E. Wild (2019): Das bindungsorientierte Konzept »FaTZ-Borderline«. Familienpsychiatrische Behandlung von Eltern und Kindern im FaTZ Neckargemünd. *Familiendynamik* 44 (4): 290–299.

Pagano, M. E., A. E. Skodol, R. L. Stout, M. T. Shea, S. Yen, C. M. Grilo, C. A. Sanislow, D. S. Bender, T. H. McGlashan, M. C. Zanarini a. J. G. Gunderson (2004): Stressful life events as predictors of functioning: Findings from the Collaborative Longitudinal Personality Disorders Study. *Acta Psychiatrica Scandinavica* 110: 421–429.

Paris, J. (1997): Childhood trauma as an etiological factor in the personality disorders. *Journal of Personality Disorders* 11 (1): 34–49.

Paris, J. a. H. Zweig-Frank (2001): A 27-year follow-up of patients with borderline personality disorder. *Comprehensive Psychiatry* 42 (6): 482–487.

Peichl, J. (2012): Hypno-analytische Teilearbeit. Ego-State-Therapie mit inneren Selbstanteilen. Stuttgart (Klett-Cotta).

Reddemann, L. (2001): Imagination als heilsame Kraft. Zur Behandlung von Traumafolgestörungen mit ressourcenorientierten Verfahren. Stuttgart (Klett-Cotta).

Renneberg, B. u. A. Seehausen (2010): Fragebogen zu Gedanken und Gefühlen (FGG): Ein Screening-Instrument für Borderline-spezifisches Denken. *Zeitschrift für Klinische Psychologie und Psychotherapie* 39: 170–178.

Renneberg, B., B. Schmitz, S. Doering, S. C. Herpertz u. M. Bohus (2010): Leitlinienkommission Persönlichkeitsstörungen. Behandlungsleitlinie Persönlichkeitsstörungen. *Psychotherapeut* 55: 339–354.

Retzer, A. (2002): Passagen. Systemische Erkundungen. Stuttgart (Klett-Cotta).

Richter, C., B. Steinacher, A. zum Eschenhoff u. F. Bermpohl (2014): Stationäre und teilstationäre DBT-Angebote für Patienten mit Borderline-Persönlichkeitsstörung – Ergebnisse einer deutschlandweiten Umfrage. *Verhaltenstherapie* 24 (4): 265–271.

Roediger, E. (2011): Praxis der Schematherapie – Lehrbuch zu Grundlagen, Modell und Anwendung. Stuttgart (Schattauer), 2., vollst. überarb. u. erw. Aufl.

Rotthaus, W. (2017): Suizidhandlungen von Kindern und Jugendlichen. Heidelberg (Carl-Auer).

Rotthaus, W. (2023): Nichtsuizidales selbstverletzendes Verhalten (NSSV) von Jugendlichen und jungen Erwachsenen. Heidelberg (Carl-Auer).

Rudolf, G. (2006): Strukturbezogene Psychotherapie. Leitfaden zur psychodynamischen Therapie struktureller Störungen. Stuttgart (Schattauer).

Sabon, A. N. (1997): Etiological significance of associations between childhood trauma and borderline personality disorder: Conceptual and clinical implications. *Journal of Personality Disorders* 11 (1): 50–70.

Sachse, R. (2013): Persönlichkeitsstörungen verstehen. Bonn (Psychiatrie).

Sandell, R. (1989): Two kinds of borderline-concepts: conceptual and empirical agreement between DSM-III, DIP and Kernberg. *Psychiatric Developments* 7 (4): 351–365.

Schiepek, G., H. Eckert u. B. Kravanja (2013): Grundlagen systemischer Therapie und Beratung: Psychotherapie als Förderung von Selbstorganisationsprozessen. Göttingen (Hogrefe).

Schindler, A. u. F. Brandes (2019): Effekte Systemisch-Interaktioneller Gruppentherapie bei Borderline. Ein Vergleich mit dialektisch-behavioraler Therapie und sozialem Kompetenztraining. *Familiendynamik* 44: 300–309.

Schindler, A., A. Dander u. K. Ahlenstorf (2011): Systemisch-Interaktionelle Gruppentherapie für Patienten mit »Borderline-Störung« – Konzept und Pilotstudie. *Familiendynamik* 36: 336–346.

Schindler, A., P. Neshatrooh a. K. Krog (2020): Integrierte Versorgung für Borderline-Patient*innen. *Psychotherapie Forum* 24: 131–*138. DOI:* https://doi.org/10.1007/s00729-020-00156-z.

Schlippe, A. v. u. J. Schweitzer (2012): Lehrbuch der systemischen Therapie und Beratung I: Das Grundlagenwissen. Göttingen (Vandenhoeck & Ruprecht).

Schmidt, G. (2004): Liebesaffären zwischen Problem und Lösung. Hypnosystemisches Arbeiten in schwierigen Kontexten. Heidelberg (Carl-Auer), 2. Aufl. 2007.

Schmitt, A. u. M. Weckenmann (2009): Settingdesign in der (systemischen) Therapie mit Kindern. Teil 1. *Familiendynamik* 1 (34): 74–91.

Schneider, F., M. Erhart, W. Hewer, L. A. K. Loeffler a. F. Jacobi (2019): Mortality and medical comorbidity in the severely mentally ill – a German registry study. *Deutsches Ärzteblatt International* 116: 405–411.

Schwartz, F. (1981): Psychic structure. *The International Journal of Psychoanalysis* 62: 61–72.

Schweitzer, J. u. A. von Schlippe (2016): Lehrbuch der systemischen Therapie und Beratung II: Das störungsspezifische Wissen. Göttingen (Vandenhoeck & Ruprecht), Studienauflage.

Spitzer, M. (2000): Geist im Netz. Heidelberg (Spektrum).

Stierlin, H. (1982): Delegation und Familie. München (Reinhardt).

Sydow, K. von (2018): Komplexe Traumafolgestörungen und Borderline-Persönlichkeitsstörungen. In: K. v. Sydow u. U. Borst (Hrsg.): Systemische Therapie in der Praxis. Weinheim (Beltz), S. 472–487.

Teismann, T., C. Koban, F. Illes u. A. Oermann (2016): Psychotherapie suizidaler Patienten. Therapeutischer Umgang mit Suizidgedanken, Suizidversuchen und Suiziden. Göttingen (Hogrefe).

Torgersen, S. (2000): A twin study of personality disorders. *Comprehensive Psychiatry* 41 (6): 416–425.

Unterholzer, C. u. H. Gröger (Hrsg.) (2022): Handbuch der systemischen Gruppentherapie: Ansätze, Methoden, Zielgruppen, Störungsbilder. Heidelberg (Carl-Auer).

Varga von Kibéd, M. (2005): Ein Metakommentar von Matthias Varga von Kibéd. In: G. Weber, G. Schmidt u. F. B. Simon (Hrsg.): Aufstellungsarbeit revisted. ... nach Hellinger? Heidelberg (Carl-Auer)

Wagner, E. (2011): Systemisches Arbeiten mit Gruppen. *Systemische Notizen* 11 (3): 6–15.

Wagner, E. (2019): Emotionsbasierte systemische Therapie der Borderline-Störung. *Familiendynamik* 44 (4): 268–278.

Wagner, E. (2020): Praxisbuch Systemische Therapie. Vom Fallverständnis zum wirksamen psychotherapeutischen Handeln in klinischen Kontexten. Stuttgart (Klett-Cotta).

Wagner, E., K. Henz u. H. Kilian (2016): Persönlichkeitsstörungen. Störungen systemisch behandeln. Heidelberg (Carl-Auer).

Wagner, E. u. H. Jelem (2013): Systemische Konzepte in der stationären Psychiatrie. *Spectrum Psychiatrie* 2.

Wagner, E. u. U. Russinger (2016): Emotionsbasierte Systemische Therapie. Intrapsychische Prozesse verstehen und behandeln. Stuttgart (Klett-Cotta).

Wagner, E. u. U. Russinger (2018): Gibt es eine affektive Wende in der Systemischen Einzeltherapie? *Psychotherapie im Dialog* 19: 83–88.

Watkins, J. u. H. Watkins (2003): Ego-States, Theorie und Therapie. Heidelberg (Carl-Auer).

Welter-Enderlin, R. u. B. Hildenbrand (Hrsg.) (2015): Gefühle und System. Heidelberg (Carl-Auer).

Wöller, W., G. Berberich, B. Janta, C. Thiele (2018): Orientierung - Therapien und Modelle. In: M. Hölzer, W. Wöller u. G. Berberich (Hrsg.): Stationäre Psychotherapie. Von der Anmeldung bis zur Entlassung. Stuttgart (Schattauer), S. 56–89.

Wöller, W. u. D. Kress (2018): Das Ganze ist mehr als die Summe seiner Teile - Das therapeutische Team. In: M. Hölzer, W. Wöller u. G. Berberich (Hrsg.): Stationäre Psychotherapie. Von der Anmeldung bis zur Entlassung. Stuttgart (Schattauer), S. 161–170.

Yalom, I. D. (2010): Theorie und Praxis der Gruppenpsychotherapie. Ein Lehrbuch. Stuttgart (Klett-Cotta).

Yeomans, F. E., J. F. Clarkin u. O. Kernberg (2018): Übertragungsfokussierte Psychotherapie für Borderline-Patienten. Das TFP-Praxismanual. Stuttgart (Schattauer).

Young, J. E., J. S. Klosko u. M. E. Weishaar (2005): Schematherapie. Ein praxisorientiertes Handbuch. Paderborn (Junfermann).

Zanarini, M. C., F. R. Frankenburg, J. Hennen a. K. R. Silk (2004): Mental health service utilization by borderline personality disorder patients and Axis II comparison subjects followed prospectively for 6 years. *Journal of Clinical Psychiatry* 65 (1): 28–36.

Zanarini, M. C. (2010): Methodological considerations for treatment trials for persons with borderline personality disorder. *Annals of Clinical Psychiatry* 22 (2): 75–83.

Zanarini, M. C., F. R. Frankenburg, D. B. Reich a. G. Fitzmaurice (2012): Attainment and stability of sustained symptomatic remission and recovery among patients with borderline personality disorder and axis II comparison subjects: a 16-year prospective follow-up study. *American Journal of Psychiatry* 169 (5): 476–483.

Zimmermann, J. (2014): Paradigmenwechsel in der Klassifikation von Persönlichkeitsstörungen – Die neuen Modelle in DSM-5 und ICD-11. *Psychotherapie im Dialog* 15 (3): e1–e10.

Zuckerman, M. (1988): Behavior and biology: Research on sensation seeking and reactions to the media. In: L. Donohew, H. E. Sypher a. E. T. Higgins (eds.): Communication, social cognition and affect. Hillsdale/New Jersey (Lawrence Erlbaum), S. 173–194.

Über die Autor:innen

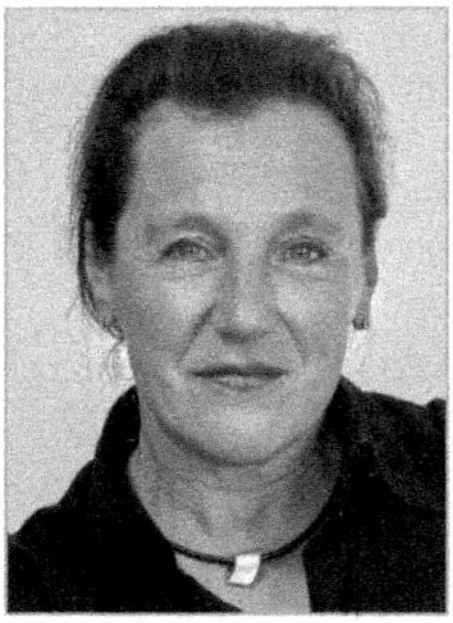

© Bettina Hortence

Elisabeth Wagner, Dr. med., Fachärztin für Psychiatrie und Psychotherapeutische Medizin, Lehrtherapeutin für Systemische Familientherapie, Autorin zahlreicher Fachartikel und Fachbücher u.a. *Persönlichkeitsstörungen* (2. Aufl. 2022).

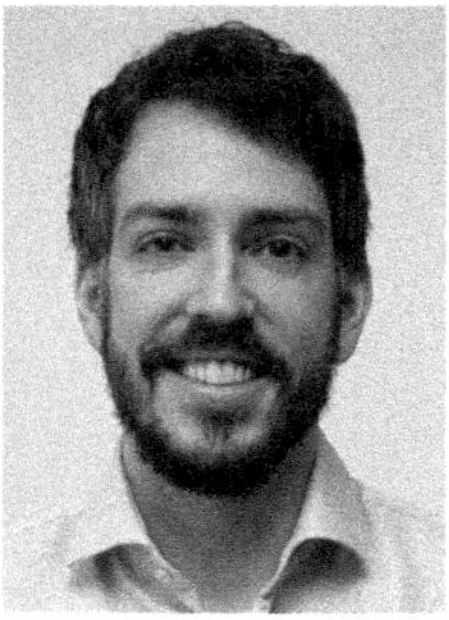

© Ursula Schmitz

Christoph Eckert, Dr. med., Facharzt für Psychiatrie und Psychotherapeutische Medizin (Systemische Therapie), fachärztliche Tätigkeit im akutpsychiatrischen und suchtmedizinischen Bereich, in der psychiatrischen Rehabilitation sowie in freier Praxis; Lehrtätigkeit in verschiedenen psychotherapeutischen Ausbildungskontexten.

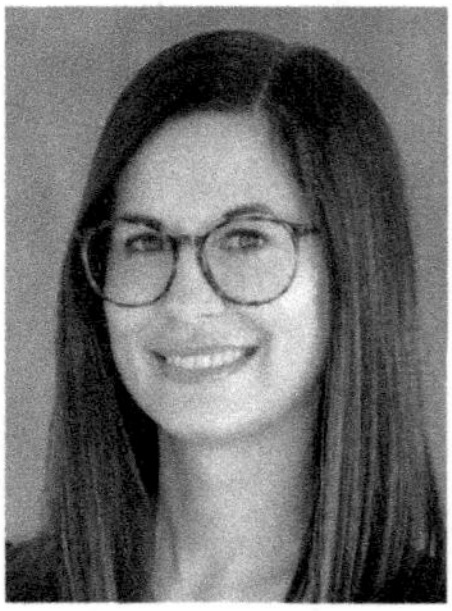

Katrin Hiesberger-Kamleitner, Mag. phil., Erziehungswissenschaftlerin, Systemische Psychotherapeutin, Kinder- und Jugendlichenpsychotherapeutin, Fortbildung in Systemischer Traumatherapie, therapeutische Tätigkeit in freier Praxis im Bereich Kinder- und Jugendhilfe, in der Forensik, der ambulanten Suchttherapie und der klinisch-stationären Psychotherapie.

In der Reihe »**Störungen systemisch behandeln**« sind bisher erschienen:

1	Hans Lieb **Störungsspezifische Systemtherapie**	978-3-8497-0033-1
2	Gerhard Dieter Ruf **Schizophrenien und schizoaffektive Störungen**	978-3-8497-0044-7
3	Wilhelm Rotthaus **Ängste von Kindern und Jugendlichen**	978-3-8497-0069-0
4	Gerhard Dieter Ruf **Depression und Dysthymia**	978-3-8497-0078-2
5	Alexander Korittko **Posttraumatische Belastungsstörungen bei Kindern und Jugendlichen**	978-3-8497-0114-7
6	Elisabeth Wagner, Katharina Henz, Heiko Kilian **Persönlichkeitsstörungen**	978-3-8497-0144-4
7	Wilhelm Rotthaus **Suizidhandlungen von Kindern und Jugendlichen**	978-3-8497-0152-9
8	Gerhard Dieter Ruf **Bipolare Störungen**	978-3-8497-0168-0
9	Michael Buscher, Klaus Hennicke **Psychische Störungen bei Kindern und Jugendlichen mit Intelligenzminderung**	978-3-8497-0184-0
10	Rudolf Klein, Gunther Schmidt **Alkoholabhängigkeit**	978-3-8497-0208-3
11	Thomas Gruber **Sexuell deviantes Verhalten von Jugendlichen**	978-3-8497-0218-2
12	Roland Schleiffer **Dissoziales Handeln von Kindern und Jugendlichen**	978-3-8497-0100-0
13	Helke Bruchhaus Steinert **Sexualstörungen**	978-3-8497-0307-3
14	Rüdiger Retzlaff **Zwangsstörungen von Kindern und Jugendlichen**	978-3-8497-0314-1
15	Wilhelm Rotthaus **Schulprobleme und Schulabsentismus**	978-3-8497-0268-7
16	Manfred Vogt, Jessy Herrmann, Luise Küpper, Florian Schepper **Psychische Anpassungsreaktionen von Kindern und Jugendlichen bei chronischen körperlichen Erkrankungen**	978-3-8497-0338-7
17	Jochen Schweitzer, Christina Hunger-Schoppe, Rebecca Hilzinger, Hans Lieb **Soziale Ängste**	978-3-8497-0195-6
18	Daniel Voigt **Ängste, Panik, Sorgen**	978-3-8497-0373-8
20	Wilhelm Rotthaus **Nichtsuizidales selbstverletzendes Verhalten (NSSV) von Jugendlichen und jungen Erwachsenen**	978-3-8497-0497-1